U0795602

女性盆底呵护30招

王美容　著

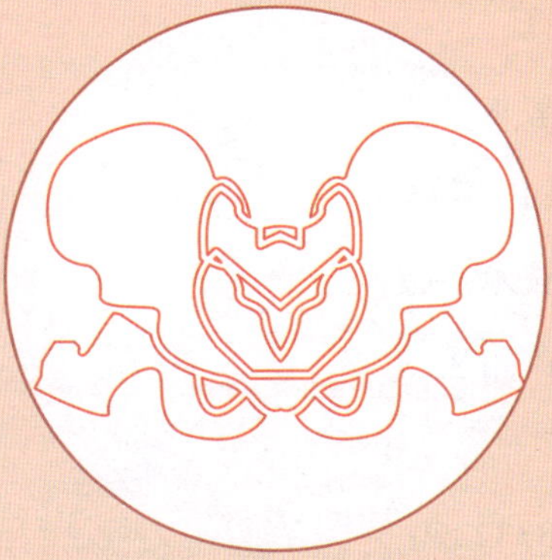

天津出版传媒集团
天津科学技术出版社

图书在版编目（CIP）数据

女性盆底呵护30招 / 王美容著. -- 天津 : 天津科学技术出版社, 2024. 9. -- ISBN 978-7-5742-2490-2

Ⅰ. R711.509

中国国家版本馆CIP数据核字第2024L7R670号

女性盆底呵护30招

NÜXING PENDI HEHU 30 ZHAO

策划编辑：韩　瑞

责任编辑：张建锋

责任印制：兰　毅

出版：天津出版传媒集团
天津科学技术出版社

地址：天津市西康路35号

邮编：300051

电话：（022）23332390

网址：www.tjkjcbs.com.cn

发行：新华书店经销

印刷：山东博雅彩印有限公司

开本 880×1230　1/32　印张 4　字数 76 000

2024年9月第1版第1次印刷

定价：39.90元

内容提要

《女性盆底呵护 30 招》是一本关于女性盆底健康的科普书籍和康复指南，旨在帮助女性建立对盆底健康的正确认知，引导她们用健康科学的方式对待和养护自己的盆底，从而提高生活质量。

本书内容丰富、科学实用、图文并茂，便于读者理解和阅读。一共涵盖五章，包含盆底解剖学理论知识、盆底功能障碍的成因以及常见问题、盆底健康检测方法、盆底肌康复训练方法以及关于盆底肌和炎症方面的问题答疑。

前言

女性的盆底如同房子的地基，能为女性提供核心支撑，是健康之本。但岁月不饶人，随着年龄的增长，尤其是经历分娩后，女性生理机能显著减弱，从而也带来了一系列盆底健康问题，如尿失禁、盆腔器官脱垂等，影响着全球数百万女性的生活。然而，正因为缺乏正确的认识和有效的康复方法，很多女性对待盆底的方式也是不恰当的。

事实上，健康的盆底更多地依赖女性朋友的自我保护和有效锻炼。本书面向所有关心盆底健康的产后女性，特别是盆底功能障碍患者，旨在提供一份科学、实用的盆底健康和康复训练指南。书中详细介绍了盆底解剖学和生理学，分析了盆底功能障碍的成因，并提供了一系列的预防和康复训练方法。我们希望通过这本书，帮助女性朋友们了解盆底健康的重要性，掌握自我检测和康复训练的技能，让女性盆底得到重生，从而提高生活质量。

衷心希望借此书的介绍，能帮助广大女性朋友建立对于盆底健康的正确观念，从中受益，更重要的是意识到盆底健康永远掌握在自己的手中。愿每一位女性都能关爱自己的盆底健康，走向更加健康自信的生活。

需要明确的是，本书所有练习都是以处于健康状态的前提下展开的，处于月经期的女性请勿参与练习，孕妇请在医嘱指导下进行练习。

目 录

第一章 解决盆底的小困扰

第二章 来一场盆底的“能力测试”

第三章 解锁盆底的活力密码

第一章 解决盆底的小困扰

第一招 认识盆底

辣妈在锻炼修复盆底正式开始之前，需要对产后身体的核心部位有所了解并且掌握，越深入了解盆底肌，你就越能熟练掌握自己的身体，从而帮助它早日恢复到最佳状态。

了解女性骨盆

骨盆是盆底的骨骼性支撑，它由 4 块骨骼构成，2 块髋骨，左右各 1 块；1 块骶骨以及 1 块尾骨，皆位于后部。有支持躯干和保护盆腔内脏器官的功能，同时也是骨性产道，形状宽而浅，利于分娩胎儿。

骨盆的骨性标志主要有耻骨、坐骨棘和骶骨。

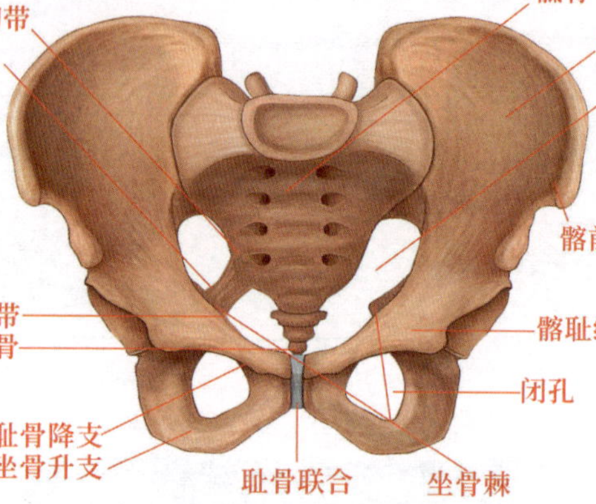

图1　女性骨盆

（一）耻骨

耻骨位于骨盆前方，分为耻骨体、耻骨降支和耻骨升支。耻骨与坐骨围成闭孔。耻骨联合下缘是盆筋膜腱弓前部的起点，也是肛提肌前部的附着点，是女性盆底解剖中重要的解剖学标志。在治疗压力性尿失禁的手术中，耻骨是极其重要的骨性标志和操作位点。

（二）坐骨棘

坐骨分为坐骨体和坐骨支。坐骨体和坐骨支的移行处是坐骨结节。坐骨的后下部有一个三角形的突起，称为坐骨棘。坐骨棘与骶骨、尾骨之间扇形的致密结缔组织带是骶棘韧带。坐骨棘不仅是骶棘韧带前方的起始点，也是盆筋膜腱弓后方的起点，是盆底最重要的骨性结构。在纠正盆腔器官脱垂，尤其是中盆腔缺陷和后盆腔缺陷的手术中，必须首先清晰地触诊到坐骨棘，然后才能进行下一步的操作。因此坐骨棘具有极其重要的解剖学意义。

（三）骶骨

骶骨位于骨盆后方，是耻尾肌及肛提肌板终止的位点，也是骶棘韧带后方的附着点。骶骨固定术即是将网片固定在骶骨前方的前纵韧带上。骶骨下方与尾骨相连，骶尾关节弯曲异常，造成尾骨前弯伸展较长，可引起慢性尾骨痛。

第二招　了解内生殖器官

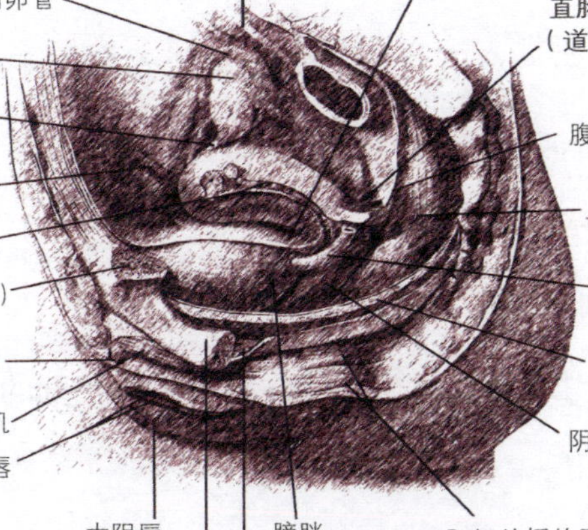

图2　女性内生殖器官

女性内生殖器包括：阴道、子宫、输卵管及卵巢。卵巢是女性的性腺，也是女性的主要性器官，其余的（包括外生殖器）是附属性器官。

（一）卵巢

卵巢位于盆腔内子宫的两侧，左右各一，呈卵圆形，是产生卵子和分泌雌性激素的器官。在月经周期的第 14 天左右（排卵日），会排出一个卵子。女性一生中约排出 400 个卵子。 卵巢是女性生殖器最重要的部分，相当于男性的睾丸，青春期前其表面光滑，青春期后随着排卵而出现凹凸不平，绝经期后又变得光滑。通常情况下如粟粒大小，5 ~ 6 克，虽然体积小，但功能巨大。它主要产生卵子繁衍后代，分泌雌性激素，维持女性的特征和生理功能。

（二）输卵管

输卵管是一对形状像喇叭的细长管子，细端与子宫体相通，粗端的喇叭口接近卵巢。输卵管的主要功能是输送卵子。

（三）子宫

子宫的形状像一个倒放的梨，前后稍扁，位于膀胱与直肠之间，连接阴道和输卵管，是胚胎和胎儿发育的地方，被称为人体中的宇宙。

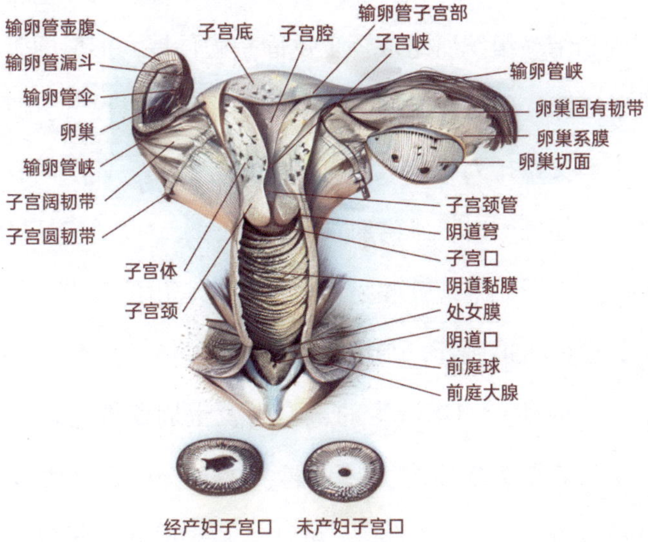

图3　女性子宫构造

子宫是孕育生命的摇篮。它像一个倒置的梨子，为壁厚、肌性器官，位于直肠与膀胱之间，两侧上方与输卵管相连，下与阴道相通。子宫上的 2/3 称为子宫体，其高于输卵管的部分称为子宫底；子宫下的 1/3 呈圆柱形，称为子宫颈，内腔呈三角形，称为子宫腔。宫体和子宫颈之间有个最狭窄的部分，称为子宫峡部。未妊娠时，峡部仅 1 厘米长；妊娠后，就可随着子宫的增大而逐步变长，慢慢形成子宫下段；到足月妊娠时，可达 7 ~ 10 厘米。所以，子宫峡部对妊娠、分娩来说，是很重要的部分。

子宫体与子宫颈的比例，在婴儿期为 1 ∶ 2，成年期为

2 : 1。子宫内壁分为内膜、肌层和外膜 3 层。内膜由单层柱状上皮和结缔组织所组成。上皮固有膜伸展，形成的管状腺体称为子宫腺。固有膜中间有丰富的小血管和淋巴管。肌层由平滑肌纵横交错排列所组成，有血管贯穿其间。此层尚有很大的伸展性，如妊娠时，平滑肌细胞体积增大，以适应妊娠需要。分娩时，平滑肌节律性收缩，成为胎儿娩出的动力。由于它的收缩，还可压迫血管，制止产后出血。

子宫内膜受卵巢激素的影响而发生周期性变化，形成月经。子宫肌层为最厚的 1 层，非孕时只有 0.8 厘米厚；妊娠后肌纤维增生，子宫壁增厚，可达 2 ~ 5 厘米。子宫肌肉有 3 层，外层纵形，内层环形，中间 1 层呈交织状；肌肉中间有血管，子宫收缩时，血管压缩，就可制止产后出血。子宫浆膜层就是覆盖在子宫表面的腹膜，在子宫下部与膀胱、直肠连接，形成膀胱子宫反折腹膜和子宫直肠陷凹，后者在诊断和治疗中有重要意义。

子宫颈主要由结缔组织构成，亦含有肌肉和血管。子宫颈管黏膜有许多腺体，能分泌黏液，为碱性，这种黏液形成黏液栓，有防御疾病的作用。

子宫依靠 4 对韧带、盆底肌肉和筋膜的支托作用，维持其正常位置，产后出现盆底肌肌肉松弛的情况下，就会造成无法支托子宫维持原有位置，出现子宫脱垂等。

子宫像一座桥，由四根韧带牵系着。女性在怀孕过程中，日渐膨大的子宫给盆腔施加很大压力，在一定程度上已经损伤了盆底肌肉，再加上足月妊娠后易致使韧带松弛，盆底的肌肉、纤维也会有损伤，肌肉弹性和力量减弱，盆底肌肉对子宫的支撑力下降，子宫便会出现不同程度的脱垂。

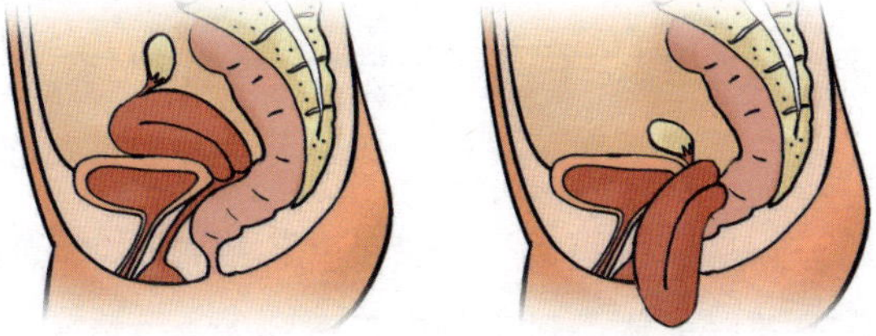

图4　子宫脱垂

分娩损伤是子宫脱垂发病的主要原因。分娩，尤其是难产、第二产程延长或经阴道手术助产，易造成宫颈、宫颈主韧带、子宫骶韧带和盆底肌肉的损伤，若分娩后支持组织未能恢复正常，就容易发生子宫脱垂。此外，腹压增加、先天发育异常、营养不良、衰老等也是子宫脱垂的诱因。

案例1

小苗是一位年轻的妈妈，刚生完宝宝不久，就发现自己有子宫脱垂的症状。每次下蹲或者用力时，她都能感觉到子宫部分有东西突出，给她的生活带来了极大的不便。刚开始，小苗以为只是产后的正常现象，可随着时间的推移，症状越来越严重，甚至出现了尿频尿急的情况。

小苗决定去医院进行检查，医生告诉她，这是子宫脱垂的症状。听到这个诊断结果，小苗十分震惊，她不明白自己怎么会患上这种病，子宫脱垂主要是由于分娩损伤、腹压增加、体质虚弱等原因导致的。小苗回想起自己分娩时，由于胎儿过大，医生用了一些辅助工具，可能是那时造成了损伤。

为了治疗子宫脱垂，小苗开始了漫长的求医之路。她尝试了各种方法，包括药物治疗、物理治疗和手术治疗等。在这个过程中，小苗深刻体会到了子宫脱垂对生活的影响。她发现，不仅身体上承受着痛苦，心理上也承受着巨大的压力。

幸运的是，通过锻炼盆底肌肉的方法，小苗的病情得到了明显的改善，与此同时，通过锻炼盆底肌肌肉可以有效地预防子宫脱垂的发生。

通过这个故事，我们可以看到子宫脱垂带给女性的影响。如果你有类似的症状，一定要及早寻求帮助。同时，我们也要关注自己的身体状况，尤其是产后的妈妈。平时多进行盆底肌肉锻炼，避免过度劳累和保持健康的生活方式，都是预防子宫脱垂的有效方法。

（四）阴道

阴道在内生殖器的最下方。阴道口朝外，在外生殖器的阴道前庭处开口，呈扁平的管状。阴道是女性的性交器官，对于性生活的体验和满意度有重要影响。同时阴道也是胎儿娩出的必经之路，阴道的内壁有一层黏膜，其有许多皱褶，因而有很大的伸缩余地。在性冲动时，黏膜分泌的液体，能润滑阴道和阴茎。阴道的分泌物呈酸性，有防止病菌在阴道内繁殖的作用。

阴道的结构性具有伸展性，平时阴道像条萎缩的橡皮管，其长度、宽度因人而异。一般长度为 7 ~ 10 厘米，扩张时宽度约可达到直径 5 厘米。胎儿通过阴道而生下来，此时的阴道将更为扩大，可达直径 12 厘米的程度，由此可知其弹性之大。

同时阴道的内部维持着一定的酸性环境，这有助于抑制有害细菌的生长，保持阴道健康，内部有丰富的血管和神经末梢，使其在性刺激下能够充血和产生快感。

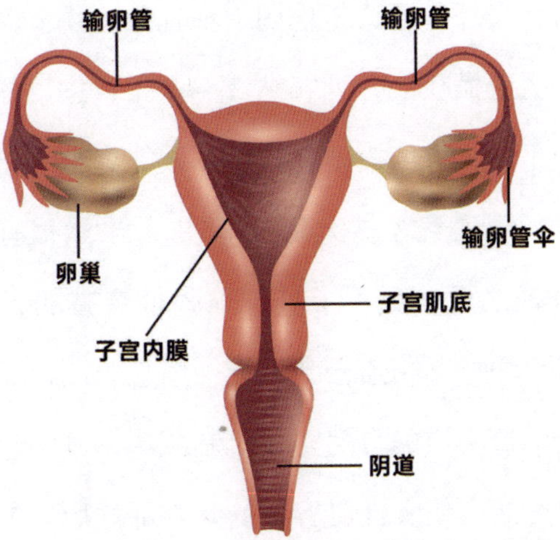

图 5　女性盆腔器官

但是许多女性在产后会遇到阴道松弛的问题，具体的松弛表现判定标准主要依据以下几个方面。

症状表现：阴道松弛通常表现为性生活满意度下降，可能伴有轻度的压力性尿失禁、轻度阴道脱垂、阴道内炎症增加、阴道前庭外形改变等问题。这些症状可明显影响女性的性感受和自信心。

松弛程度分类：根据程度，阴道松弛可以分为轻度、中度和重度。轻度松弛时，性生活时较无感觉，可能享受不到快感、找不到高潮；中度松弛则可能出现阴道干涩、性交疼痛等问题；重度松弛时，阴道像大口袋挂在下身，严重影响夫妻性生活。

医学诊断：医学上，阴道松弛的诊断除了根据患者的性满意度及其问卷表外，还会考虑阴道横径的大小。例如，轻度松弛（Ⅰ度）阴道横径能并列容纳 2 ~ 3 指，中度松弛（Ⅱ度）能容纳 3 ~ 4 指，重度松弛（Ⅲ度）则能容纳 4 指以上。

分娩时，阴道直径扩大到 12 厘米，虽然很有伸缩性，但是多次的分娩之后，免不了其伸缩弹性会减弱，而使阴道松弛，同时需要注意，阴道松弛可能会增加患阴道炎的风险，阴道松弛可能导致阴道的自然防御机制减弱，其中包括阴道的自洁能力。这可能会使女性更容易受到外部病原体的侵害，从而增加患阴道炎的风险。

长期阴道松弛，对阴道内湿润程度也会有所损害，阴道内存在一个微妙的菌群平衡，阴道松弛可能会导致更多细菌进入，破坏这种平衡，导致有益菌减少，有害菌增多，从而引起炎症。

·案例1·

半年前，小芳发现自己咳嗽时偶有尿液不自主地溢出，并未在意。随着漏尿的发生，她发现夫妻生活每况愈下，不仅敏感度差、润滑度下降，而且有“噗噗”排气声，性生活无快感，特别容易劳累，尤其是在负重或者是长期站立后。

随后，小芳经过医生检查发现其阴道前后壁膨出，阴道松弛宽度3指半，松弛程度为重度。诊断为：阴道松弛、阴道前壁膨出Ⅰ度、阴道后壁膨出Ⅰ度、压力性尿失禁，医生建议通过系统盆底肌锻炼改善松弛程度，经过3个月的锻炼，有效改善松弛状况。

在后续的课程中，有专业测试方法给到各位进行阴道松紧程度的测试，并将会带来改善方法与建议。

第三招　了解外生殖器官

女性外生殖器指生殖器官的外露部分，又称外阴。包括阴阜、大阴唇、小阴唇、阴蒂、前庭、前庭大腺、前庭球、尿道口、阴道口等。

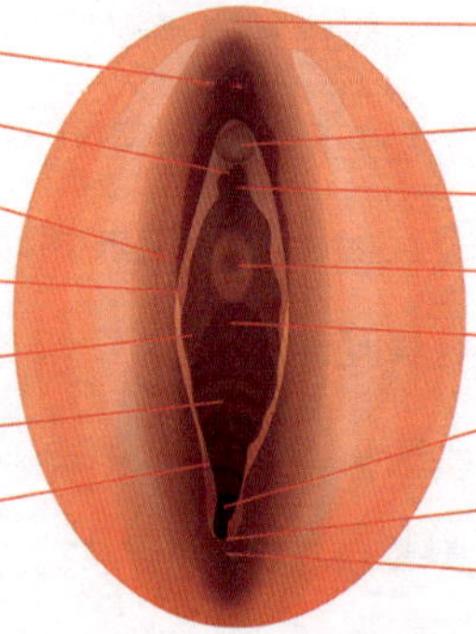

图6　女性外生殖器官

（一）阴阜

为耻骨联合前面隆起的外阴部分，由皮肤及很厚的脂肪层所构成，青春期皮肤上开始生长阴毛，分布是尖端向下的三角形。

（二）大阴唇

为外阴两侧、靠近两股内侧的一对长圆形隆起的皮肤皱襞。前连阴阜，后连会阴；由阴阜起向下向后伸展开来，前面左、右大阴唇联合成为前联合，后面的两端会合成为后联合，后联合位于肛门前，但不如前联合明显。大阴唇外面长有阴毛。皮下为脂肪组织、弹性纤维及静脉丛，受伤后易成血肿。未婚妇女的两侧大阴唇自然合拢，遮盖阴道口及尿道口。经产妇的大阴唇由于分娩影响而向两侧分开。

（三）小阴唇

是一对黏膜皱襞，在大阴唇的内侧，表面湿润。小阴唇的左右两侧的上端分叉相互联合，其上方的皮褶称为阴蒂包皮，下方的皮褶称为阴蒂系带，阴蒂在它们的中间。小阴唇的下端在阴道口底下会合，称为阴唇系带。小阴唇黏膜下有丰富的神经分布，故感觉敏锐。

（四）阴蒂

位于两侧小阴唇之间的顶端，是一个长圆形的小器官，末端为一个圆头，内端与一束薄的勃起组织相连接。勃起组织是一种海绵体组织，有丰富的静脉丛，又有丰富的神经末梢，故感觉敏锐，受伤后易出血。女子的阴蒂相当于男子阴茎的龟头。

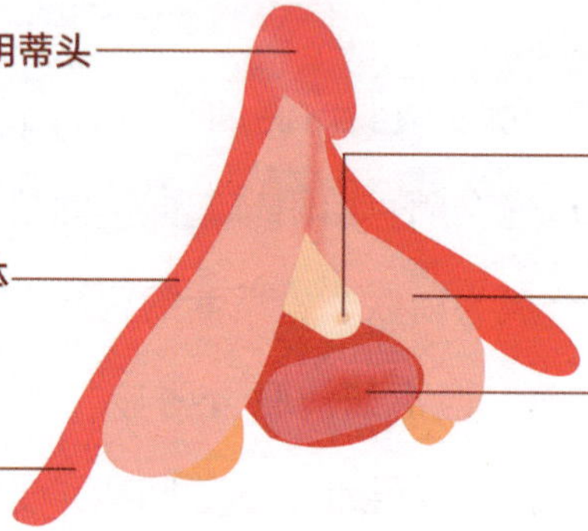

图7　女性外生殖器官

（五）前庭

两侧小阴唇所圈围的菱形区称前庭。表面有黏膜遮盖，近似三角形，三角形的尖端是阴蒂，底边是阴唇系带，两边是小阴唇。尿道开口在前庭上部。阴道开口在它的下部。此区域内还有前庭球和前庭大腺。阴道口由一个不完全封闭的黏膜遮盖，这黏膜叫处女膜。处女膜中间有一孔，经血即由此流出。处女膜孔的大小及膜的厚薄各人不同。处女膜破后，黏膜呈许多小圆球状物，成为处女膜痕。

（六）前庭球

系一对海绵体组织，又称球海绵体，有勃起性。位于阴道口两侧。前与阴蒂静脉相连，后接前庭大腺，表面为球海绵体肌所覆盖。受伤后易出血。

（七）前庭大腺

又称巴氏腺，位于阴道下端，大阴唇后部，也被球海绵体肌所覆盖，是一边一个如小蚕豆大的腺体。它的腺管很狭窄，为1.5～2.0厘米，开口于小阴唇下端的内侧，腺管的表皮大部分为鳞状上皮，仅在管的最里端由一层柱状细胞组成。性兴奋时可分泌黄白色黏液，起滑润阴道口的作用，正常检查时不能摸到此腺体。

（八）尿道口

介于耻骨联合下缘及阴道口之间，为不规则之椭圆小孔，小便由此流出。其后壁有一对腺体，称为尿道旁腺，开口于尿道后壁，常为细菌潜伏之处。

第四招　掌握女性盆底肌肉组织

盆底肌组织由外向内分为三层：

（一）浅层

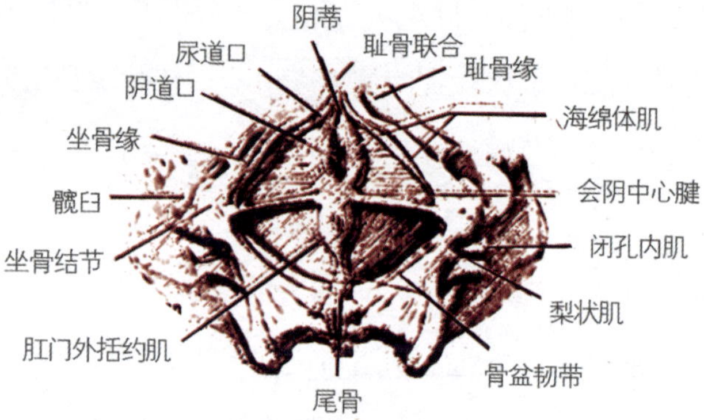

图8　浅层盆底肌

在外生殖器、会阴皮肤和皮下组织的下面有一层会阴浅筋膜，其深面由三对肌肉及括约肌组成盆底的浅肌肉层。此层肌肉的肌腱汇合于阴道外口和肛门之间，即会阴体中央，形成中心腱。主要功能是支持会阴部，维持会阴部的形态和功能。

1. 球海绵体： 球海绵体肌是一对成对的肌肉，起点位于会阴体，止点在阴蒂后面。这些肌肉的纤维环绕阴道口和尿道口，并覆盖于前庭球、前庭大腺及阴蒂海绵体的表面。球海绵体肌向后与肛门外括约肌交叉混合。球海绵体收缩时能紧缩阴道，所以又称为阴道括约肌。球海绵体肌不仅参与支持盆底结构，而且在分娩时起到重要作用，帮助引导胎头的方向。此外，球海绵体肌还与性功能有关，影响会阴部位的张力，压迫阴蒂背动脉，可以使阴蒂勃起，并在性器官运动时发挥作用。

2. 坐骨球海绵体：始于坐骨结节内侧，沿坐骨升支和耻骨降支前行，向上止于阴蒂海绵体。其功能主要是辅助性的，压迫阴蒂脚，对阴蒂的勃起有一定的作用。

3. 会阴浅横肌：自两侧坐骨结节内侧面中线向中心腱汇合。主要功能为修补会阴体。

4. 肛门外括约肌：为围绕肛门的环形肌束，前端汇合于中心腱，后端与尾骨相连。主要作用为闭合肛管。

（二）中层

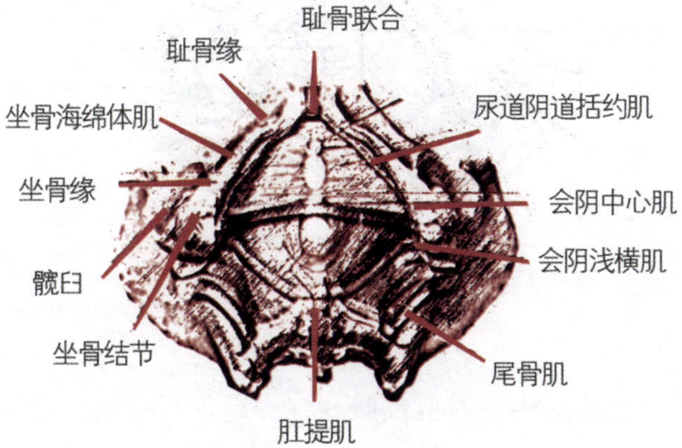

图9　中层盆底肌

中层是一层三角形的致密肌肉筋膜组织，叫会阴隔膜，以前称为泌尿生殖。这是一层厚的膜性纤维片。会阴隔膜两侧连于耻骨支，后缘为游离缘，中线部附着于尿道、阴道壁和会阴体。会阴隔膜附着于耻骨支以提供支托力，具有加固盆底、承托脏器的作用。

会阴深横肌：位于浅层肌肉的深面，起自坐骨支和耻骨下支，两侧肌纤维向内侧行至在中线处相互交织，部分纤维止于会阴中心腱。会阴深横肌收缩时可以加强会阴中心腱的稳固性，具有固定阴道的作用。

（三）深层

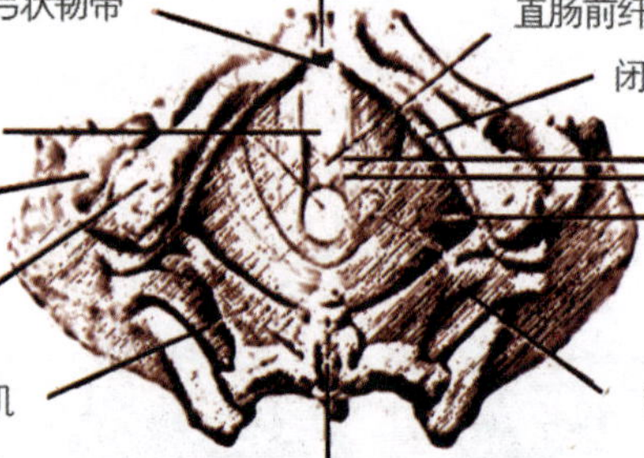

图10　深层盆底肌

深层盆底肌由一对肛提肌和一对尾骨肌构成，称为盆。自前向后依次有尿道、阴道、直肠穿过，形成盆膈中央的裂隙，这是盆膈最薄弱之处，称为生殖裂孔。

1. 肛提肌：盆底最重要的支持结构，是一对三角形的肌肉，两侧对称，由两侧盆底向下向内合成漏斗形。肛提肌是一个宽厚的肌群，包括几个不同的部分，如耻骨阴道肌、耻骨直肠肌、耻尾肌和髂尾肌等。

2. 尾骨肌：也称为坐骨尾骨肌，位于肛提肌后方，起自两侧坐骨棘盆面及骶棘韧带，向后内侧扩展，肌纤维呈扇形，止于骶骨和尾骨侧缘。尾骨肌构成盆膈后方的小部分，收缩时可使尾骨向前外侧运动。尾骨肌协助肛提肌封闭骨盆底，承托盆底器官，维持盆底的结构完整性。

第五招　识别盆底障碍

在深入了解盆底肌功能障碍之前，我们首先需要了解盆底肌的重要性以及实际功能都有哪些？盆底肌是一组位于骨盆底部的肌肉群，它们像一张紧密的吊床，支撑着盆腔内的器官，包括膀胱、直肠和生殖器官。这些肌肉在控制排尿、排便、维持盆腔器官的正常位置以及增进性功能方面发挥着关键作用。然而，当盆底肌出现功能障碍时，这些日常活动可能会受到影响。

在学术界，盆底肌功能障碍（Pelvic Floor Dysfunction，PFD）是指盆底肌的强度、弹性或功能异常，导致一系列不适和症状。这可能是由于多种原因引起的，如妊娠、分娩损伤、年龄增长、慢性疾病、手术等。盆底肌功能障碍的表现多样，常见的症状包括尿失禁、粪失禁、盆腔器官脱垂、性功能障碍等。因此，了解盆底肌的正常功能，有助于我们更好地认识盆底肌功能障碍，从而采取有效的预防和治疗措施。

一、盆底肌的功能

（一）括约功能

盆底肌行使着“括约”功能，括约功能主要涉及对尿道和肛门括约肌的控制，保证生活中各种情形下尿液、粪便不会在不自主的情况下流出，这是盆底肌在日常生活中的重要功能之一，与此同时，盆底肌的括约功能是需要通过肌肉协调和性神经支配实现的，盆底肌受自主神经系统的控制，这意味着它们在某种程度上可以无意识地工作，但也受到意识控制的影响。更神奇的是，分娩时盆底肌还会奇迹般扩展延伸。

（二）支撑功能

盆底肌群像一个倒置的三角形“吊床”，从骨盆的前部延伸到后部，形成一个坚固的基础，支撑着骨盆内的器官。盆底肌群通过阴道躺在这个“吊床”结构上，阴道的下方有肛提肌支撑，随着肛提肌的收缩和放松而上升和下降，保证了阴道相对稳定的位置。盆底肌的作用好比安全带，持续地轻微收缩，帮助维持膀胱、子宫、直肠等器官在盆腔内的正确位置，也因此具有控制力，即能够控制尿液、粪便和气体的能力。这种持续的支撑作用对于器官的正常功能至关重要，通过与周围肌肉的协作，盆底能够使骨盆在站立和行走时保持稳定。怀孕期间，盆底还承托着胎儿。

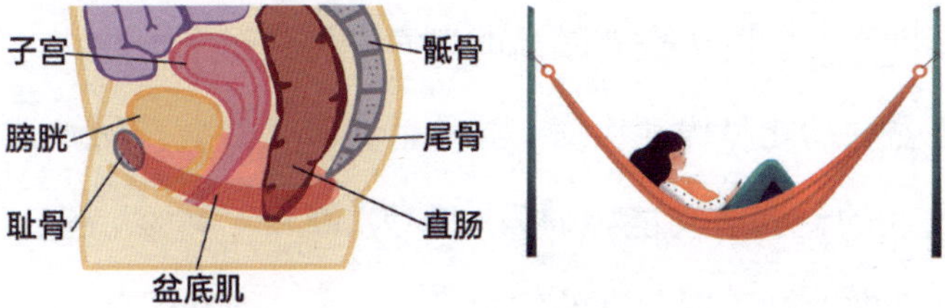

图11　盆底肌的“吊床”结构

（三）性功能

盆底肌群在性功能方面扮演着至关重要的角色，它们不仅增强性感觉和愉悦体验，还在性唤起、性高潮以及维持阴道紧实度和弹性中发挥关键作用。在性唤起期间，这些肌肉的自然收缩有助于血液流向生殖器区域，导致阴道润滑和阴蒂充血，为性交做好准备。受到性刺激时，盆底会让阴茎或手指进入，阴道口可以自如地缩紧（活跃柔软的肌肉会使阴茎更加兴奋）。性高潮时，盆底肌群的强烈节奏性收缩是推动性高潮体验的重要因素。此外，盆底肌群的健康对于支持性器官的正常工作、预防性功能障碍、改善产后性功能以及促进性健康都至关重要。

二、那些让盆底肌有点儿"犯懒"的小状况

我国女性盆底功能障碍性疾病的发病率约为60%，特别是在产后、围绝经期和老年期的女性中较为常见。但在年轻人中，特别是产后阶段也有较高的患病率，甚至未婚育的少女也可发生盆底功能障碍性疾病。此外，有研究指出，我国已婚、已育女性的盆底肌功能障碍发病率为30% ~ 45%，超过一半的女性朋友存在不同程度的排尿异常。

盆腔器官脱垂影响着每个年龄段女性，其确切患病率仍不清楚，人群研究表明Ⅱ级及以上的膨出为2%~48%。老年女性是发生盆腔器官脱垂的高危人群，而年轻的女性出现盆腔器官脱垂是由于遗传疾病、严重的产伤及慢性增加的腹压引起。绝经后低雌激素水平是引起盆腔器官脱垂发病的常见原因之一。大便失禁的患病率为1%~16%，与阴道分娩中肛门括约肌的撕裂有关。另外，衰老是另一个很重要的危险因素。

（一）盆底肌受损的原因有哪些?

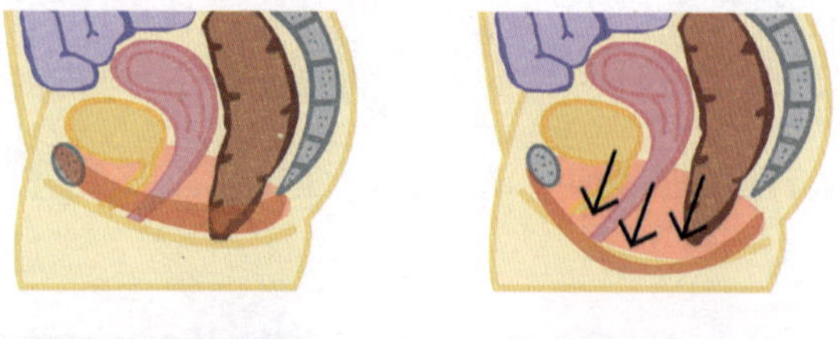

图12　盆底肌组织松弛

1. 年龄增长

随着年龄的增长，特别是围绝经期，女性体内的雌激素水平会下降，雌激素对于维持盆底肌肉和结缔组织的健康至关重要，其减少可能导致这些组织的萎缩和功能下降，导致肌肉、韧带、筋膜等结缔组织力量变差，盆底肌会逐步萎缩，支撑力变弱。

2. 妊娠分娩

在妊娠期间，盆底肌就像一个承受越来越多重量的吊床，需要承担来自不断增长的胎儿、羊水和子宫的重量，这些都会直接压迫盆底肌。分娩过程中，特别是顺产，对盆底肌来说是一次巨大的挑战。生宝宝的时候，这些肌肉需要大幅度伸展，以便宝宝能顺利通过产道。在难产或大胎儿分娩时，这种伸展有时会导致盆底肌拉伤甚至撕裂。盆底肌受伤严重，自然会导致功能障碍。同时分娩会增加盆底功能障碍的风险，包括尿失禁、大便失禁和盆腔器官脱垂。

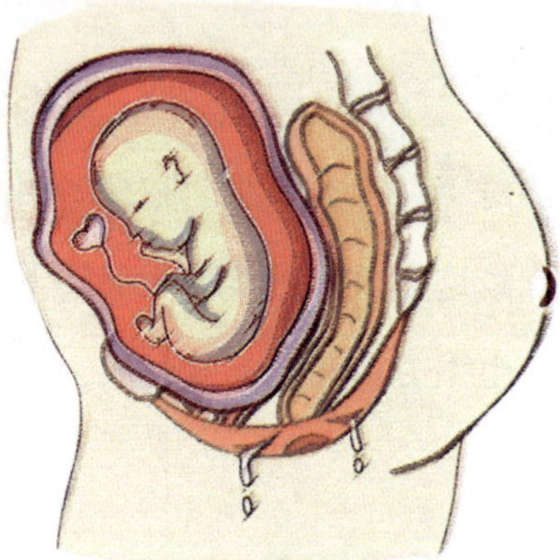

图13　妊娠会压迫盆底肌

妊娠期胎头会直接压迫和牵拉盆底肌肉和筋膜。而分娩，特别是产钳或胎吸助产会使盆腔筋膜、子宫主韧带、子宫骶韧带和盆底肌肉受到过度牵拉而削弱其支撑力量。若产后过早参加体力劳动，特别是重体力劳动，将影响盆底组织的恢复，导致未复旧的子宫有不同程度的下移。此外，阴道分娩可引起阴部神经损伤。

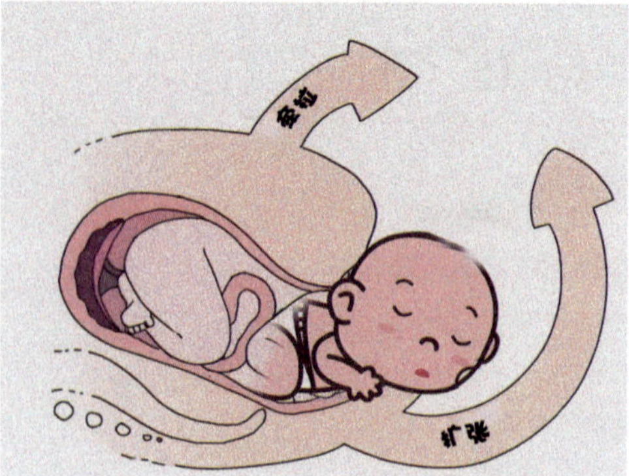

图14　分娩对盆底肌的影响

3. 腹压增加

盆底肌肉群的作用是支撑盆腔内的器官，如膀胱、子宫、直肠等。当腹压增加时，盆底肌肉必须承受更大的力量来维持器官的位置，长期下来可能导致肌肉疲劳和损伤。慢性咳嗽、腹水、长期从事体力劳作、便秘久坐、跷二郎腿等都会导致腹压增加，从而增加盆底障碍风险。

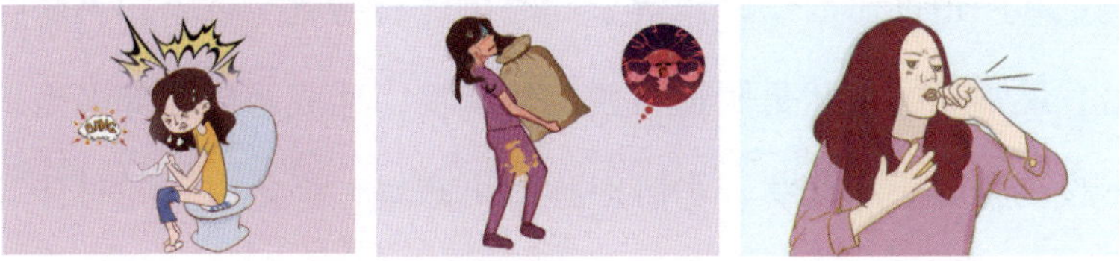

图15　腹压增加对盆底肌的影响

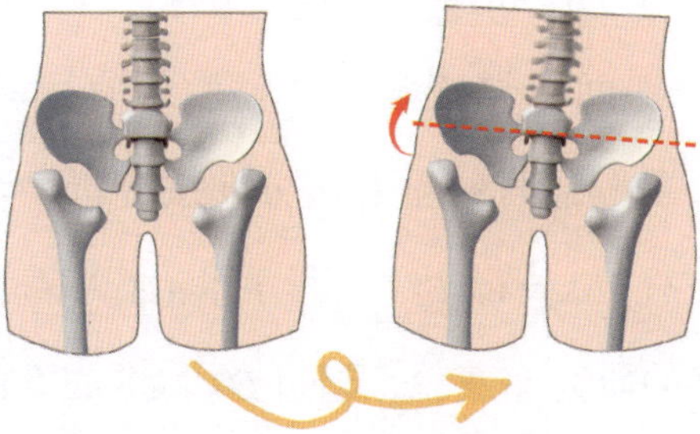

图16　跷二郎腿导致骨盆不正

4. 其他原因

进行盆腔手术，特别是子宫切除术（全子宫切除或部分子宫切除），可能会损伤盆底的神经和肌肉结构。手术过程中可能会切断或损伤支撑盆腔器官的韧带和肌肉，或损伤或压迫控制盆底肌肉的神经，如阴部神经。神经损伤可能导致盆底肌肉感觉减退或丧失，影响肌肉的正常收缩和放松功能。

（二）盆底功能障碍性疾病包括哪些？

1. 盆腔器官脱垂

盆腔器官脱垂是指由盆底支持结构缺陷或松弛而引起的盆腔器官下降或移位导致的器官位置及功能异常，主要包括子宫脱垂和阴道前、后壁膨出等，同时可伴有膀胱、直肠和小肠膨出。最常见的症状是阴道口脱出块状物，伴或不伴腰部疼痛、下腹坠胀等不适症状，平卧时症状可减轻，许多患者同时伴有下尿道症状及尿失禁。

在美国，每年盆腔器官脱垂手术治疗的费用高达 10 亿美元。荷兰一项问卷调查显示，盆腔器官脱垂的发病率为 2.9%~11.4%，盆腔器官脱垂定量分期法分析显示其发病率为 31.8% ~ 97.7%，70 岁以上患者行手术治疗率高达 70%。朱兰等对中国妇女的研究亦发现，超过 60 岁的妇女的盆腔器官脱垂的发病率接近 25%，43% ~ 76% 的盆腔器官脱垂患者需要手术治疗，接受手术治疗的盆腔器官脱垂患者中有 1/3 需要再次手术治疗。

盆腔器官脱垂包括：①前盆腔组织的缺陷，主要指阴道前壁膨出，同时合并或不合并尿道及膀胱膨出。②中盆腔组织的缺陷，以子宫或阴道穹脱垂，以及肠膨出、子宫直肠陷窝疝形成为特征。③盆腔组织的缺陷，是指直肠膨出和会阴体组织的缺陷。

表1　脱垂相关的伴随症状

盆腔压迫感或坠胀感
性功能改变
· 压力性尿失禁（包括既往有压力性尿失禁史、随脱垂加重该症状消失的情况）
· 尿急和急迫性尿失禁
· 混合性尿失禁
· 尿频
· 排空困难，如排尿延迟或尿不尽
· 需要减轻脱垂以排空膀胱
排便异常症状
· 便秘
· 为排便需要辅助减轻脱垂程度或增加腹部、阴道或直肠压力

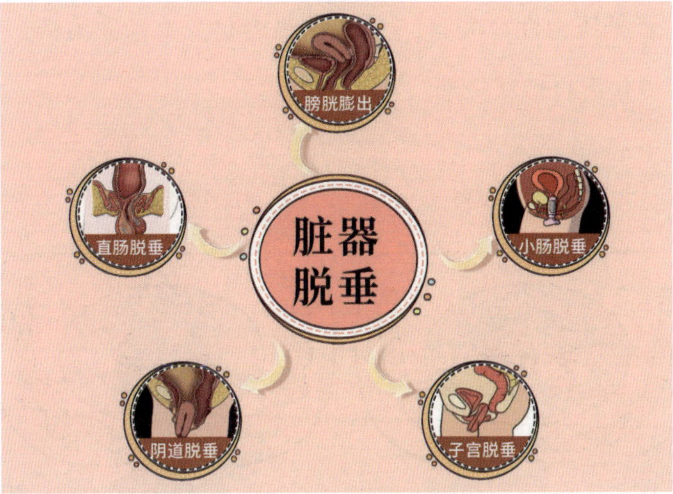

图17　脏器脱垂

2. 尿失禁

漏尿是盆底肌功能障碍的关键信号，尿失禁意味着不能在需要的时候抑制尿液的排出。尿失禁临床上主要分为 3 种类型：压力性尿失禁、急迫性尿失禁、混合性尿失禁，其中压力性尿失禁最常见。

中国成年女性压力性尿失禁在 50 岁年龄段为第一个患病高峰期，随着年龄的增长有下降趋势，到 90 岁以上年龄段再次上升；混合性尿失禁患病率随年龄增长一直呈上升趋势，而且在 80 岁以上年龄段成为主要类型。

压力性尿失禁、急迫性尿失禁和混合性尿失禁构成比分别为 61%、8% 和 31%。也就是说在所有尿失禁的患者中，六成的患者是压力性尿失禁，一成的患者是急迫性尿失禁，三成的患者是混合性尿失禁。

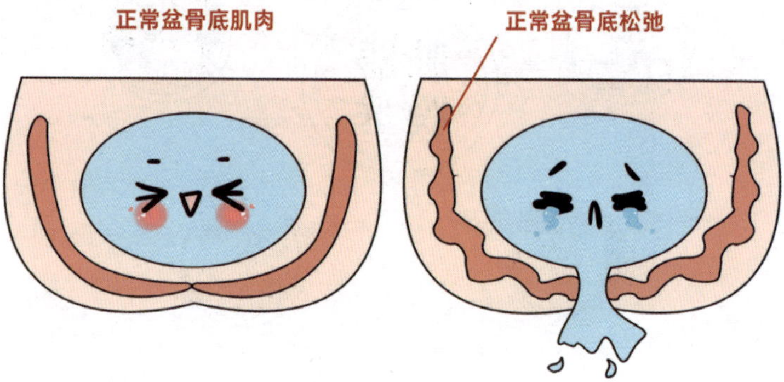

图18　盆底肌松弛对排尿的影响

（1）压力性尿失禁

压力性尿失禁是指当腹压增加的情况下，出现尿液不自主溢出的现象，无论膀胱充盈的程度如何，这种尿失禁都会发生，不过当膀胱充盈时，情况会更糟。患者常主诉："我一打喷嚏或者咳嗽就尿裤子""我干家务劳 动，墩地时就漏尿""我晚上遛弯时走得快了或者跳绳时就不自 主漏尿""我在家一抱孩子、上下楼梯就漏尿""我同房的时候会出现控制不住漏尿，感觉很尴尬"。

此类患者有一个共同的特点就是由于膀胱支持组织和盆底肌肉松弛，腹部压力增高时出现漏尿。比如咳嗽、打喷嚏，在生活中是比较常见的。

压力性尿失禁多见于产妇以及有产伤史的中老年女性。女性妊娠晚期以及分娩后的几周内可能会频繁发生压力性尿失禁，一般这种情况持续一段时间之后会消失；但在更年期，激素的变化会引起肌肉力量的削弱，进而导致压力性尿失禁可能会再次发生。

由于生活状态不同，某些女性更易遭受压力性尿失禁及情况逐渐加重的威胁。例如，患有慢性咳嗽（慢性支气管炎）的女性，或某些从事高强度运动的女性运动员。事实上，许多运动（跑步、跳跃等）会引起会阴所承受的腹压剧烈、快速和反复的变化。

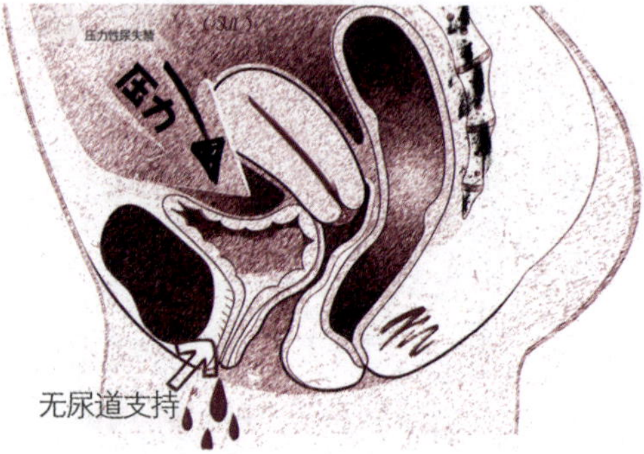

图19　压力性尿失禁

什么人容易患压力性尿失禁?

压力性尿失禁的患病率随年龄的增加呈递增趋势，50 岁年龄段女性的发病率可达 28%，分娩（尤其是阴道分娩）、年龄及肥胖是其发生的危险因素。

1）分娩：是中国女性发生压力性尿失禁的重要原因。有研究表明，与未产妇相比，阴道单产的风险是其 3.9 倍，阴道多产风险是其 4.4 倍，而剖宫产单产的风险是其 1.8 倍。也就是说生孩子越多越容易发生压力性尿失禁。但是剖宫产也不能避免压力性尿失禁的发生，只是比阴道分娩发生概率低。生产的年龄大、阴道分娩次数多、新生儿出生体重大、会阴麻醉及有产钳助产史、急产史、难产史都是发生压力性尿失禁的高危人群。

2）年龄：压力性尿失禁在中青年人群中较常见，约占 50%，40~55 岁人群是压力性尿失禁的发病高峰，55~70 岁人群较为平缓，70 岁以上人群略有增加。

3）肥胖：患者中腰围越粗越容易发生压力性尿失禁。女性腰围≥ 80 cm 可被认为是腹型肥胖的标志。腰围 >80cm 的女性发生压力性尿失禁的风险是腰围≤ 80 cm 女性的 1.4 倍。体重指数超标和腹型肥胖的人容易发生压力性尿失禁。

另外，长期便秘、饮酒、围绝经期或绝经、呼吸系统疾病（长期慢性咳嗽等）、盆腔手术尤其是全子宫切除手术史、慢性盆腔痛等女性更容易发生压力性尿失禁。

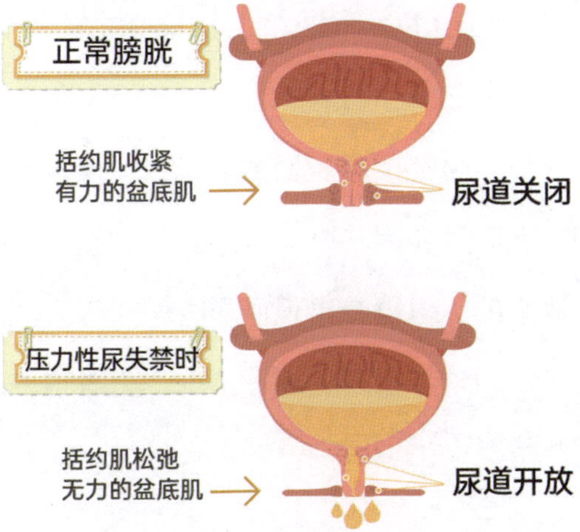

图20　压力性尿失禁原理

（2）急迫性尿失禁

急迫性尿失禁是指有强烈的尿意后，尿液不能由意志控制而经尿道漏出。这种情况可能在任何时候发生，但通常在个体意识到需要去厕所之前，也就是“憋不住尿”“来不及到卫生间就尿裤子”。

此类患者的表现除了尿急外，还常常伴有尿频、夜尿增多，严重影响睡眠质量，长期睡眠不足，缺乏良好的休息，人就会非常憔悴，没精神，严重的患者会出现焦虑、抑郁倾向。另外还有少数人虽然急迫，但是一到卫生间后却出现排尿困难、排不出来尿等症状。有些患者可合并有疼痛及肠道刺激症状，总感觉有便意。

女性急迫性尿失禁的患病率与年龄有关，有研究表明，18~20 岁者患病率为 1.6%~22.8%，而 30~40 岁者患病率为 7.0%~30.3%。

尿意可因咳嗽、喷嚏、腹压增加而诱发，所以要与压力性尿失禁相鉴别。有时患者因膀胱炎、结石、肿瘤等一些其他疾病引起急迫性尿失禁，但也会出现血尿、脓尿等表现。膀胱出口部梗阻者有排尿困难、尿线变细等情况。患者也要注意自己有没有上述这些情况，注意区别。

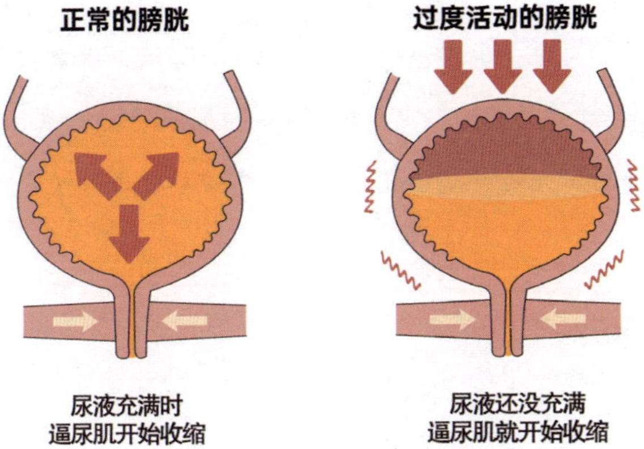

图21　急迫性尿失禁典型疾病：膀胱过度活动症

（3）混合性尿失禁

患者除了有压力性尿失禁，还有尿急或者急迫性尿失禁的症状。混合性尿失禁有时以压力性尿失禁为主，有时以急迫性尿失禁为主。

【提示1】如何预防产后尿失禁？

孕前应禁止吸烟。吸烟容易引发咳嗽，进而增加腹压及膀胱腔内压，产生尿失禁，因此孕前一定要戒烟。

年龄是导致尿失禁发生的独立危险因素。年龄大的怀孕女性更容易发生尿失禁，因此应尽量将怀孕的年龄提前。

勿过度饮食，导致体重过重。过多的脂肪组织会长期挤压盆底支持结构，建议孕期不要过度饮食。

做好产前保健，正确处理分娩，不要过早用力。

会阴侧切或有裂伤时，要配合医师及时修补。

产后避免过早负重，做好产后盆底肌锻炼，促进盆底的修复。

产后42天筛查时一定要进行盆底功能筛查。如果筛查出盆底功能异常，无论伴或不伴尿失禁，都应尽快进行盆底肌锻炼。

【提示2】哪种类型的尿失禁需要进一步盆底专科检查？

当基本检查不能明确诊断。

计划对尿失禁实施手术治疗前。

患者出现无泌尿系统感染的血尿。

残余尿量增加

存在使治疗复杂化的神经系统疾病及严重的盆腔器官脱垂。

深入检查包括尿动力学检查、影像学检查、膀胱镜检查及神经学检查等。

案例1

张女士是一位二胎妈妈。在连续生育两个孩子后，她发现自己的盆底肌功能出现了严重的问题，包括尿失禁、性生活质量下降以及持续的盆腔不适。这些问题不仅影响了她的日常生活，也给她带来了不小的心理压力。面对盆底肌功能的衰退，张女士并没有选择被动地接受现状，而是积极寻求治疗方法。在医生的建议下，她开始了运动康复盆底肌的旅程。

经过盆底肌评估和制定个性化的康复计划，康复师建议张女士根据课程持续练习，课程内的运动方式不仅可以帮助她提高身体的柔韧性和平衡能力，还有助于改善盆底肌与其他肌肉群的协调性，运动康复的过程中，张女士还特别注意饮食和作息的调整。她增加了膳食纤维的摄入，减少了刺激性食物的摄入，以保持肠道的健康。同时，她也保证了充足的睡眠和休息，为盆底肌的修复提供了良好的环境。

·案例2·

李女士在顺产后出现了漏尿的症状。起初，她并未在意，但随着时间的推移，漏尿情况愈发严重，尤其是在咳嗽、打喷嚏或跳跃时。这让她感到非常尴尬和困扰，严重影响了她的生活质量。

李女士在康复师的指导下进行了一些有针对性的盆底肌锻炼。这些锻炼不仅帮助她缓解了尿频、尿急的症状，还提高了她的生活质量。同时，她还加入了一些有氧运动，如快走和游泳，以增强身体的整体健康状况并结合私密凝胶的使用。通过每天晚上的涂抹，她感觉自己的盆底肌状态得到了明显的改善。

经过几个月的坚持，李女士的盆底肌功能得到了显著的恢复。她不再漏尿，性生活也变得更加和谐。她表示，运动康复和私密凝胶的结合使用，让她的盆底肌问题得到了有效地解决。

3. 慢性盆腔疼痛

慢性盆腔疼痛是指盆腔相关结构出现的慢性或持续性疼痛，持续时间至少6个月，通常伴随下尿路、性功能、消化道、盆底或妇科功能障碍和消极的认知、行为、性和情绪变化。疼痛部位在盆底、脐平面以下、腰骶或臀部。

感染、炎症、创伤等病因明确的慢性盆腔疼痛，称为特定疾病相关的盆腔痛；未查明确定病因的慢性盆腔疼痛，称慢性盆腔疼痛综合征。

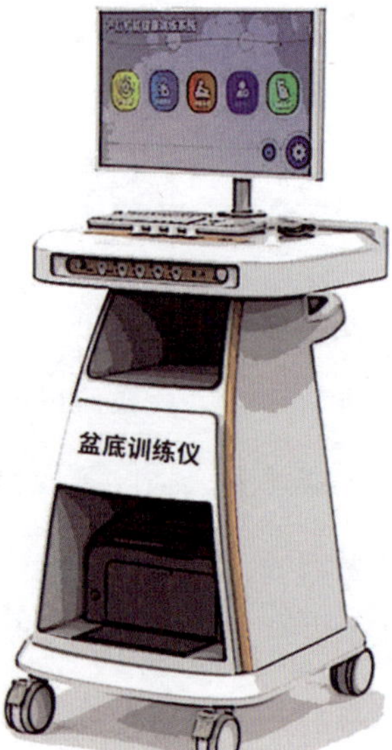

图22　盆底肌功能筛查治疗仪

慢性疼痛的发生过程中存在痛觉过敏及中枢致敏机制。反复慢性刺激促使脊髓后角细胞发生病理变化，增强外周痛觉信号向中枢的传递，加重疼痛。长期的疼痛刺激同时还会导致中枢致敏，其通过改变痛觉传导通路中的某些环节，将初始的非有害性刺激放大为能被机体感知的疼痛性刺激。造成疼痛加重与持续存在。患者早期的疼痛可能与有害刺激相关，但后期的疼痛则可能与痛觉过敏及中枢致敏机制有关。

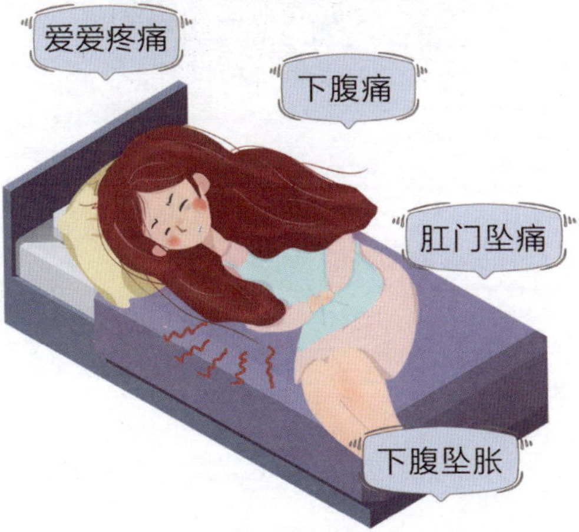

图23　慢性盆腔疼痛

4. 性功能障碍

盆底肌功能障碍的另一个体现是女性性功能障碍，是指发生在女性性反应周期中 1 个或几个环节的障碍（性欲减退、性唤起障碍、性高潮障碍、性交疼痛），或者出现与性交有关的疼痛。

女性性功能障碍的病因复杂，包括社会心理、年龄、内分泌、神经、血管、肌肉、药物及妇产科疾病等，是多因素协同作用的结果。

（1）性欲障碍

性欲障碍常表现为性欲望减退和性厌恶，经常或反复出现对性的反应下降而导致个人痛苦，拒绝性接触。

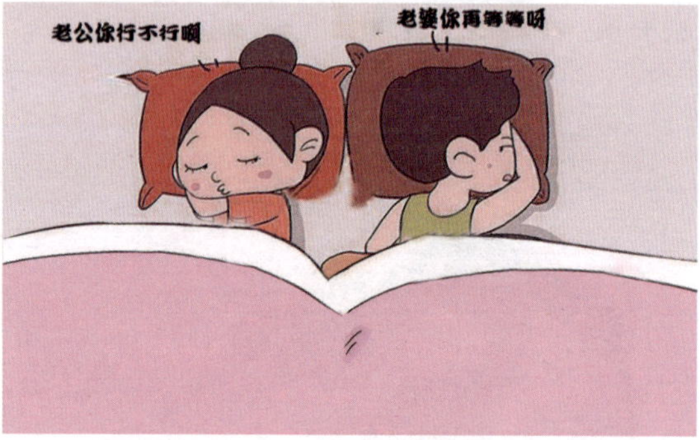

图24 性功能障碍

（2）性唤起障碍

经常或反复出现不能达到或维持足够的性兴奋，常导致性刺激不够，影响阴蒂充血膨胀，阴道分泌物减少。性唤起与大脑皮层海马区性功能高级中枢有关。

巴氏腺液（pH 值 3.8–4.5）是女性从阴道里流出来的一种带有黏性的白色或透明状液体，能起到润滑、保护阴道的作用。它是前庭大腺、子宫颈腺体、子宫内膜的分泌物和阴道黏膜的渗液。由于盆底肌松弛，肌肉无法正常收缩，压迫前庭大腺和宫颈腺体，导致性液分泌不足。

（3）性高潮障碍

经常或反复出现虽然已达到兴奋期而难以达到性高潮或缺乏性快感，可能为内分泌失调、创伤或手术所致。性高潮障碍可分为原发性性高潮障碍和继发性性高潮障碍两种。前者是指在性行为经验中从来没有过性高潮；后者是指曾经有过一段时间的性高潮，后来缺乏。

（4）性交疼痛障碍

1）性交痛：反复或经常在性交时发生生殖器疼痛。

2）阴道痉挛：反复或经常在性交时发生阴道外1/3处骨盆肌肉不随意的痉挛性收缩，以致阴茎不能插入阴道，常伴有性交痛。阴道痉挛是指在排除解剖结构或其他的身体异常后，尽管有性交的欲望，但持续或反复出现阴茎、手指和（或）任何物体进入阴道困难，盆腔肌肉不随意收缩，常伴有对性行为的恐惧性回避、对疼痛的预期、畏惧的体验。典型的阴道痉挛阴茎无法插入，轻度的阴道痉挛阴茎可插入，但引起女性疼痛和不适。非性交性疼痛与解剖异常、外阴前庭炎等生殖系统感染、生殖器畸形或外伤、子宫脱垂或尿失禁盆底手术后、子宫内膜异位症等病理状态有关。老年女性的性交痛往往与阴道萎缩有关。长时间无性生活后女性也可出现性交痛。

3）非接触式性交痛：反复或经常出现非性交引起的刺激而导致的疼痛。欧美国家的研究发现，被调查女性中有性功能障碍者达43%。一项性功能测查发现，我国健康妇女在性生活不满意、高潮困难、性欲每月少于2次者分别占55.5%、39.68%和31.75%。

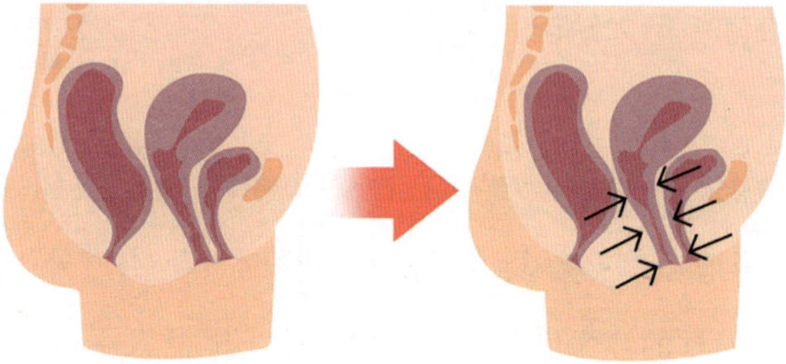

图25　阴道痉挛

（5）病因及发生机制

女性盆底除承托并保持子宫、膀胱和直肠等盆腔器官的正常位置，参与维持器官的正常功能外，还参与女性性反应，对维持性功能有重要的意义。近年来，随着对女性盆腔结构功能的进一步了解，人们逐渐认识到盆底支持结构的损伤也是女性性功能障碍的病因之一。当盆底肌不自主地持续性挛缩时，常伴有性交痛，这种阴道痉挛不是患者所能控制的，因此在治疗时需要致力于恢复患者的意识控制，如教会患者应用生物反馈疗法放松盆底肌。而当盆底肌松弛时，出现阴道轻度感觉丧失、无性高潮。

5. 排便障碍

（1）功能性便秘

便秘指排便困难，排便次数减少，粪质变硬或有排便不尽感。排便次数减少指每周排便少于 3 次。慢性便秘根据病因分为功能性便秘和器质性便秘。有些药物也可导致便秘，但大部分为功能性便秘。

功能性便秘是一种常见的消化道疾病，指排除了器质性便秘和药物因素的便秘，符合罗马Ⅲ诊断标准，以粪便量及排便次数减少、排便困难为主要临床症状，严重影响生活质量。功能性便秘的发病与精神心理因素、激素、排便动力学异常等多种因素有关。

（2）盆底肌功能障碍对排便的影响

正常排便时，直肠收缩，直肠内压加大，盆底肌和肛门括约肌松弛。功能性便秘患者在排便时耻骨直肠肌出现矛盾性收缩，部分便秘患者有直肠功能异常，表现为排便时无法协调肛门外括约肌和盆底肌的活动，包括横纹肌功能不良、直肠平滑肌动力障碍、直肠感觉功能损害、肛门内括约肌功能不良等。

（3）辅助检查及诊断

研究者根据神经胃肠病学和临床循证医学研究的结果，探讨并制定了功能性便秘的罗马Ⅲ诊断标准，目前在临床上广泛推荐并使用，具体内容如下：

至少 25% 的排便感到费力。

至少 25% 的排便为干球状便或硬便。

至少 25% 的排便有不尽感。

至少 25% 的排便有肛门直肠梗阻感或阻塞感。

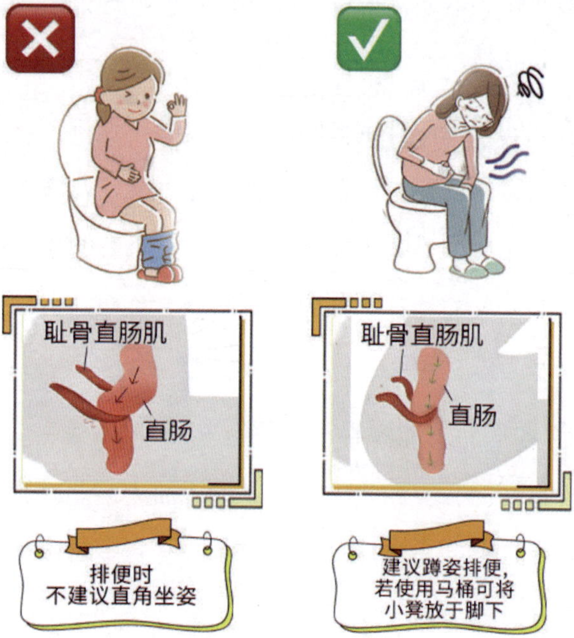

图26　正确的排便姿势

至少 25% 的排便需要手法帮助（如用手指帮助排便、盆底支持）。

排便次数＜ 3 次 / 周。

6. 加重腹直肌分离

在腹部正中间有两块长条肌肉，名字叫作“腹直肌”。准妈妈怀孕期间，增大的子宫会把腹肌拉长，腹直肌被拉开以后会离腹部正中的腹白线越来越远，这种被称为“腹直肌分离”。

【自测方法】取仰卧位，两腿弯曲，露出腹部，下半身保持不动，蜷腹上半身抬起，用手指摸肚脐周围紧张的肌肉，用手指测量两块肌肉之间的距离，测量两侧腹直肌间的距离。如果大于 2 指，初步诊断为腹直肌分离。

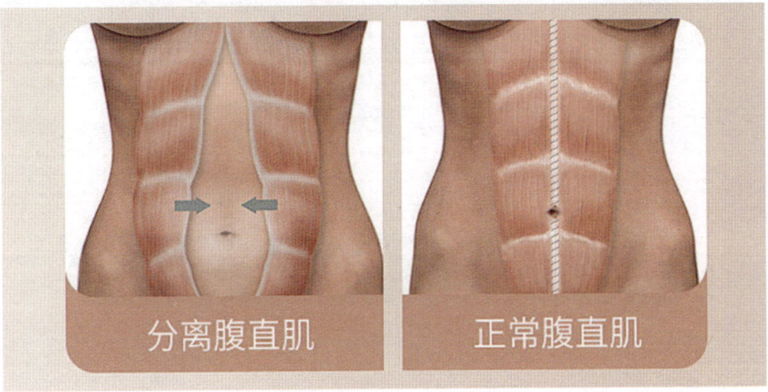

图27　腹直肌分离

第二章
来一场盆底的“能力测试”

第六招 了解盆底检测方法

一、仪器-盆底功能筛查

盆底肌筛查中通常使用的是盆底肌功能筛查治疗仪。这是一种对人体盆底功能进行常规诊断、检查，并对盆底功能障碍进行治疗的设备。它能通过筛查患者的盆底肌肉损伤程度，对盆底肌功能的筛查情况进行评估，进而采取相应的治疗。

盆底肌功能筛查治疗仪器操作原理通常涉及以下几种技术：

（1）生物反馈技术：这种技术使用仪器来测量和记录盆底肌肉的活动，如肌肉收缩的力度和持续时间。这些数据通常通过视觉或听觉信号反馈给患者，帮助她们了解并改善盆底肌肉的使用方式。

（2）电刺激：通过放置在阴道或肛门的电极，仪器发送低频电流脉冲，刺激盆底神经和肌肉。这种刺激可以增强肌肉的收缩力度，提高肌肉纤维的质量，增加肌肉弹性，改善肌肉松弛。

（3）压力评估：仪器通过腔内探头测量阴道内的压力变化，评估盆底肌肉在收缩和放松时的压力水平，从而评估肌肉的功能状态。

（4）肌电评估：仪器收集盆底肌肉在收缩和放松过程中产生的生物电信号，分析这些信号来评估肌肉的活动和功能。

二、手诊（牛津肌力评级）

除了上文中提到的仪器筛查，更为广泛的则是通过手诊确认肌力指数，牛津肌力评级（Oxford Grading System）是一种广泛评估盆底肌肉力量的标准方法，主要用于女性盆底肌力的评估。

该评级系统将盆底肌力分为六个等级，从 0 级到 5 级，具体如下：

表2　肌力分级

分级	分级标准	描述
0	无肌肉收缩	检查者的手指感觉不到盆底肌收缩。
1	肌肉轻微收缩	检查者的手指感觉到肌肉颤动或搏动。
2	肌肉弱收缩	肌肉张力增加，但没有任何能感觉到的抬举或挤压感。
3	肌肉中等收缩	以阴道后壁的抬高和检查者手指根部感觉到挤压感(耻骨尾骨肌)并伴随会阴体向内收为特征，会阴视诊通常可以看出3级或更高级别的收缩。
4	肌肉良好收缩	可以对抗阻力使阴道后壁抬高，有会阴体内收，如果将两根手指(食指和中指)水平或垂直放入阴道并分开，4级肌力收缩可以对抗阻力将二者挤压在一起。
5	肌肉强力收缩	这是最强的收缩级别，可以对抗强大的阻力使阴道后壁抬高，并使食指和中指挤压在一起，就像是用尽全力挤压一个橡皮球，球体强烈变形，即使有较大的外力作用也能保持。

牛津肌力评级通常由专业医疗人员在临床检查中进行，用于诊断盆底功能障碍，如尿失禁或盆腔器官脱垂，并监测治疗效果。通过这种评级，可以更准确地了解盆底肌肉的功能状态，并制定相应的治疗计划。与此同时，进行牛津肌力评级时，重要的是确保患者感到舒适和安心，并且在评估过程中保持放松。医生会确保整个过程尽可能快速且尊重患者的隐私。

第三章　解锁盆底的活力密码

尽管盆底功能障碍性疾病的发病率较高，但许多患者并未接受及时的诊断与治疗。产后及时进行盆底肌康复训练是非常重要的，这不仅有助于改善盆底功能，还可以预防未来可能出现的尿失禁、子宫脱垂等问题。

第七招　了解盆底成长法则

盆底康复是指在科学的整体理论指导下，综合运用康复治疗技术，针对妇女的生理变化进行主动、系统的康复指导和训练，加强、恢复、改善或重建女性在妊娠和分娩过程中受损的盆底功能，预防和治疗盆底功能障碍性疾病，使患者身体有关器官及功能得到全面理想的康复。盆底康复具有安全、无创、无痛、长效性等优点。

（一）手术修复

不少产妇因为产后盆底肌严重松弛，出现无法自主排便、排尿，严重阴道松弛，严重脏器脱垂（3 度）、脏器膨出等情况，建议专业的手术治疗。轻中度可寻求专业产后修复并结合居家锻炼方式进行。

（二）产后仪器修复

1. 盆底电刺激

盆底肌肉的收缩包括主动收缩和被动收缩，利用盆底电磁刺激以后引起的肌肉收缩属于被动收缩。通过盆底电刺激可以引起盆底肌肉收缩，从而增强盆底肌肉力量，提高关闭尿道的压力，改善控制排尿的能力。

目前，用于临床的电刺激设备是能够产生脉冲式超低频电磁场，是安全的。盆底电刺激治疗方法为每次 20 分钟，1 周 2 次治疗 3 个月后，有效率能够达到 50%，生活质量也有明显的提高。

盆底电刺激仪器有固定式和便携式两种，女性朋友们可以到医院在医生指导下进行治疗。

盆底电刺激安全有效，不良反应很少见，偶有个别人会感觉下腹痛或者下肢疼痛。

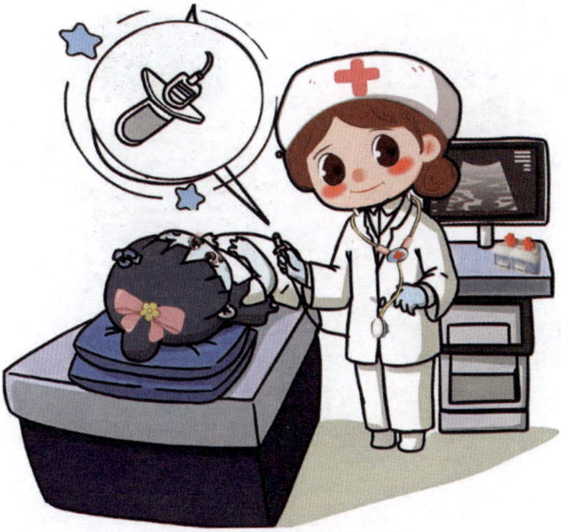

图28　盆底电刺激

2. 盆底磁刺激

磁治疗是一种新型非创伤性治疗神经系统的方法，是利用时变的电流流过线图产生时变的磁场，从而在组织内产生感应电流，使某些可兴奋组织产生兴奋的治疗技术。磁治疗具有无创、安全、无不良反应等优点，不会引起疼痛，也无须在肛门或阴道放置电极，是一种更加便捷和安全的治疗方法。

磁治疗的临床应用包括压力性尿失禁、急迫性尿失禁、膀胱过度活动、遗尿、神经原性膀胱、排便障碍、慢性盆腔疼痛。

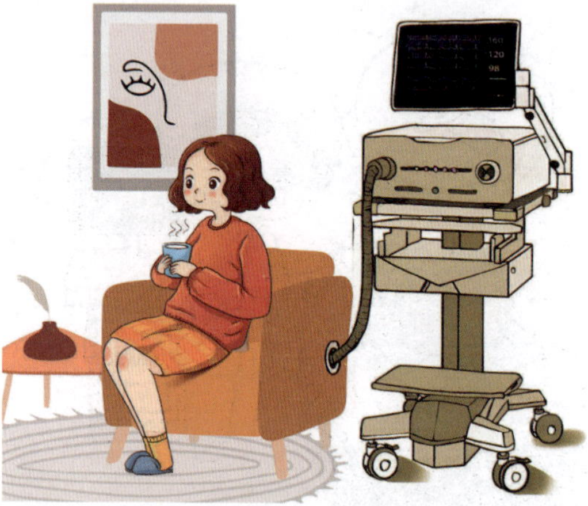

图29　盆底肌磁刺激

（三）自主锻炼

1. 膀胱训练

膀胱训练是一种帮助患者恢复或改善膀胱控制能力的方法，特别适用于治疗尿频、尿急和尿失禁等问题。它通过一系列的训练技巧，旨在增加膀胱的容量和改善膀胱的控制力，以期达到正常的排尿习惯。

膀胱训练的技巧包括记录排尿日记以了解自己的排尿模式，逐渐延长排尿间隔，使用分散注意力的方法来推迟尿意，以及进行盆底肌肉锻炼来增强控尿能力。此外，还需要注意适量饮水，避免在短时间内饮用大量液体，尤其是在睡前几小时。

排尿习惯训练是膀胱训练的一部分，它通过建立规律的排尿模式，帮助患者养成定时排尿的习惯，以减少尿失禁的发生。反射性排尿训练和代偿性排尿训练是针对特定患者群体的膀胱训练方法，通过不同的刺激方法促进排尿功能的恢复。

盆底肌肉训练也是膀胱训练的重要组成部分，通过有意识地反复收缩盆底肌群，增强肌肉力量，提高控尿能力。生物反馈治疗通过模拟的声音或视觉信号反馈盆底肌肉的活动状态，帮助患者进行更有效的盆底肌肉锻炼。

在进行膀胱训练时，患者需要制定饮水计划和排尿日记，定时排尿，并进行盆底肌肉训练，以增强膀胱的控制力。同时，患者应避免长时间站立或坐着，并在症状严重时及时就医。

对于完全或部分无法自解小便的患者，导尿时间和频率的调整也是膀胱训练的一部分，以帮助患者逐步恢复膀胱功能。需要注意的是，对于低顺应性膀胱或伴有严重尿频的患者，一般不主张进行膀胱训练，以免影响上尿路。总之，膀胱训练需要时间和恒心，通过科学的训练方法，可以显著改善患者的排尿问题和生活质量。

什么是排尿日记?

排尿日记是评估尿失禁患者日常状况的重要工具。排尿日记就是患者保持数天的排尿记录，一般为 3 天排尿记录。患者把每次排尿时间、排尿量、发生漏尿的时间、漏尿的次数记录下来。另外，还要记录有没有尿急、尿频和夜尿，并且详细记录夜尿次数、尿急程度。

为保证患者填写的准确性，需要了解以下 4 个名词。

尿急：一种强烈地想排尿的感觉，和憋尿时产生的感觉一样。

夜尿：入睡以后，被排尿感催醒后发生的排尿。发生 1 次，记录 1 次，大于 1 次为夜尿增多。

尿频：排尿次数过于频繁，白天排尿次数 >8 次。

漏尿：即尿失禁，指尿液未经控制漏出尿道口。

排尿日记提供了有关患者膀胱功能的重要信息：24 小时尿量、每天排尿的总次数、夜尿次数、平均排尿量及膀胱功能容量（日常生活中最大排尿量）。这些信息使医生能够用客观数据确定患者尿频的情况和尿量过多或过少。排尿日记可以用于鉴别压力性尿失禁和急迫性尿失禁，患者可以自已在家中进行记录，并且咨询对应的康复教练，应该如何改善。

2. 盆底肌锻炼

盆底肌锻炼是指患者有意识地对以耻骨尾骨肌肉群为主的盆底肌进行自主性收缩锻炼，以增加尿道的阻力，从而加强控尿的能力。盆底肌锻炼于 1948 年由美国医师 Arnold Kege 提出，半个多世纪以来一直在尿失禁的治疗中占据重要地位，目前仍然是压力性尿失禁最常用和有效的非手术治疗方法。盆底肌专项运动也可以与其他盆底肌锻炼方法相结合，如瑜伽、体操等，以达到更好的锻炼效果。

同时也需要注意盆底肌运动并不适合所有人群，例如孕妇、产后伤口未愈合者、盆底肌肉过度紧张或疼痛者等，应避免或谨慎进行，过度训练反而不能达到很好的康复效果，也有可能加重盆底肌的松弛或紧张，需要在教练或康复治疗师的指导下正确地进行，选择合适自己的训练方案以及运动方式，才是重中之重。

·案例1·

产妇小刘25岁，顺产后45天，自诉产后咳嗽、打喷嚏时有漏尿现象。子宫轻度脱垂，阴道前后壁膨出2度，盆底检查报告52.6分，盆底功能受损，根据症状及检查报告单进行分析和处置，制定治疗方案进行盆底康复训练，刘女士咳嗽、打喷嚏时不再漏尿。治疗后检查报告90.9分，刘女士感谢教练人员帮助她康复了，也解除了她心理上的压力和尴尬。

在这个过程中，个性化康复方案的制定成为盆底康复的关键，在特色课程内，更有结合自身情况的专项锻炼修复，在康复过程中，患者的积极参与和坚持锻炼也是盆底康复成功的关键。

第八招　正确地训练盆底

一、富有弹性的盆底

很多女性出于对“松弛”的恐惧而长期持续绷紧盆底，然而，这种做法不仅对缓解松弛没有什么作用，反而导致肌肉过于紧张，失去了弹性，无法进一步收缩。因此，这部分人在打喷嚏或大笑时，其盆底很难做到有力地闭合收缩，类似的后果也出现在另一部分女性身上，她们在健身房或者上形体课时，只会听到：“收紧，收紧，再收紧！”平时各方面训练出众的女性，反而盆底问题倍加突出。

盆底持续处于紧张状态，长此以往不仅其自身会产生问题，还会使腰椎和髋关节出现诸如僵硬、不灵活以及疼痛等问题。

我们的目标是打造强韧、灵活的盆底。而最重要的是，肌肉能够放松或者说肌肉能够感到收缩和放松。因此，所有与呼吸相结合的练习以及所有的感知训练，都很有帮助。实践有力地证明了，粗暴、强力风格的训练并没有什么效果，因为这种方法更适用于锻炼其他肌肉。

下面的图将对我们的理解有所帮助：想象着我们的盆底是蹦床，当蹦床绷得特别紧的时候，人们便不可能在上面蹦跳。盆底的机制是一样的：如果从一开始盆底就过度紧张，那么它就无法向上收缩，进而也就无法充分实现其功能。

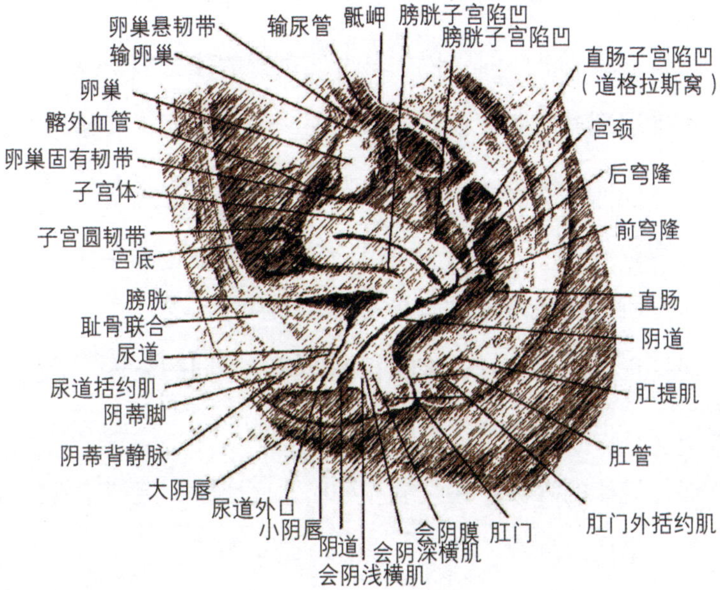

图30　盆腔器官侧面观

平常可以做的是，让盆底有效地获得充足的供血，如利用上班通勤、工作休息的间隙，或在晚上睡觉之前等任何可以短时间集中注意力的时候进行练习。因为细微的肌肉活动不会使骨盆出现肉眼可见的运动幅度；所以可以随时随地进行。

请不要让盆底就这么闲着。要学会用崭新的方式与活跃的盆底共同生活。但是一定要注意让盆底间歇性地恢复静止状态，用最小的运动或想象来刺激它，保证它的供血充足。如此一来，就会享受到重获力量的感觉。

二、训练时的注意事项

进行盆底肌锻炼时，以下是一些重要的注意事项：

正确识别盆底肌：在开始锻炼前，确保你能正确地识别盆底肌。可以通过尝试停止尿流的方式来找到这些肌肉。

避免过度用力：进行盆底肌锻炼时，不要过度用力或屏气。这些肌肉应该是轻柔而有效地收缩。

保持正确的姿势：锻炼时，可以尝试不同的姿势，如躺、坐或站立，但要确保腹部肌肉放松。

保持规律的呼吸：在收缩和放松盆底肌时，保持正常的呼吸节奏，不要屏气。

避免其他肌肉的参与：确保在锻炼过程中，只有盆底肌在收缩。避免同时收缩腹部、大腿或臀部肌肉。

逐渐增加强度：随着时间的推移，可以逐渐增加锻炼的强度和持续时间，但不要急于求成。

持之以恒：定期进行盆底肌锻炼非常重要，建议每天练习。

注意身体反应：如果锻炼过程中出现疼痛或不适，应立即停止并咨询医生或专业人士。

性别差异：男性和女性的盆底肌锻炼重点有所不同。女性更侧重于力量，而男性则更多侧重于灵活性和控制。

专业指导：如果可能的话，寻求专业指导，如物理治疗师或专业教练的帮助，以确保锻炼的正确性和有效性。

遵循这些注意事项，可以帮助你更安全、有效地进行盆底肌锻炼。

第九招　制定正确地锻炼计划

盆底感知训练是所有训练的基础。在此之前，很多女性并没有真正地去感受我们的盆底，这需要最大限度地调动自己的注意力。当然，这也是训练大脑专注力的一种方法。随着每次练习的完成，你可以获得更好地放松，对自己的身体，也会越来越从容。

第十招　丝巾练习

请放松，想象自己没有穿衣服，在你裸露的盆底外面盖着一条薄如空气、亲肤舒适的丝巾，它非常轻薄。闭上眼睛，在你呼吸的时候感受一下，丝巾发生了什么变化？它是移动了，还是纹丝不动？

请尝试，吸气时让丝巾向外掀起，呼气时让丝巾向内收回，不需要用力，轻柔地让它发生就好。同时，请你体会盆底的运动，感受它随着横膈膜在吸气时向外、在呼气时向内运动。

将注意力集中在阴道肌肉上，让它随着你的意识动起来。呼气时，想象着阴道有一股力量，在小心翼翼地把丝巾向内拉，吸气时再将其掀开。一内，一外。接着，再小心翼翼地不断重复这个阴道练习。

训练量：不少于2分钟

【提示】每次练习时，要有意识地进行3次呼吸，并试着在呼气的过程中，下意识地将身体蔓延的紧绷感排解掉，随着呼气呼出去。

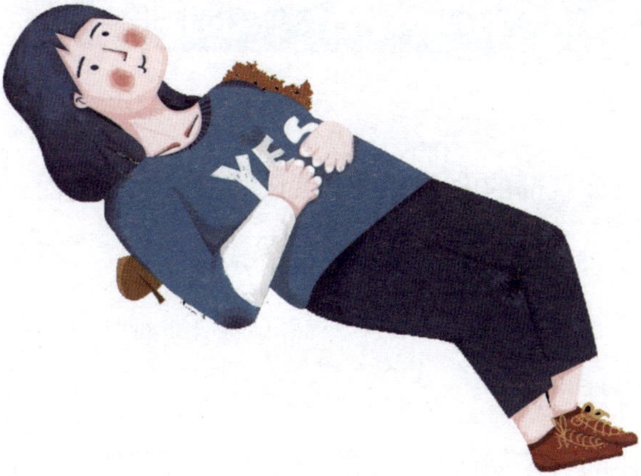

图31　丝巾练习

仰卧练习的要点

将头部舒适地放在一个枕头上，双腿垫着一个瑜伽柱或其他类似的工具。同时请不要让自己受凉。在感受盆底之前，让整个身体舒展开来。

放松肌肉，双臂和双腿渐渐变得沉重，舒展而又温暖。臀部下沉。腹壁柔软而又暖和，腹腔留有足够的空间来进行呼吸。呼吸的气息在体内流动着。体会气息从何而来去往何处。脑海里想象着呼吸经过胸腔、腹部，最后向下到达盆底。

第十一招　太阳练习

请想象你腹部的中心有一个太阳。下一次吸气时，感受太阳向各个方向发出光芒，腹部变得敞亮而又温暖。呼气时，将太阳的光芒收回，同时也请体会盆底肌跟随着呼气时的气流归位。保持脊柱目前的姿势，下意识进行全方位地锻炼。

感受你的身体如何顺应太阳光变化。腹壁伸展开来，腰部变宽，肋弓向上抬起，背部向下运动，盆底空间不再窄小。神奇的是，你会感受到，当光芒消失时，之前的温度还继续留存着。

训练量：2 分钟或以上。

第十二招　海绵练习

跟随着你的想象来到阴道区域，在阴道里放置一个大小适中的海绵。请注意调整你的呼吸。试想着：吸气时，海绵吸满了温暖的水，越变越大，越变越重；呼气时，水排出，海绵重新变小、变轻、变皱。接下来继续呼吸几次，同时想象这个画面。

然后，请试着体会阴道肌肉，像隐形的手一般，轻柔地、准确地、全方位地从四周把海绵里的水挤出来。

以同样的办法锻炼你的尿道括约肌和肛门括约肌。海绵的大小要与每个部位相适应，同时要保证身体其他部位处于放松状态。

训练量：每个部位想象 4~6 次。

记忆口诀：呼气收缩同步

第十三招　冥想练习

重要提示：孕妇或处于月经期的女性请避免做此练习。

练习前先准备一个暖水袋，注意灌水的一端朝前，另一端向下折进去，温度适中，并准备一个较小的枕头。

请盘腿端坐在温度适中的暖水袋上，在暖水袋下面放置一个小枕头，保证你的后背可以保持挺直。掌心向上，放在膝盖上。请放轻松，肩膀自然垂落，眼睛微闭放松。舌尖自然放在上腭处静止。

请慢慢体会呼吸，体会身体的气流：用鼻子吸气，嘴巴微微开张，将气呼出。并跟随着你的呼吸开始进行想象：首先进入鼻咽位置，再经过气管和双肺。

现在请将注意力集中在会阴上。想象着你的会阴吸取了热量。每次呼气时，感受有一股暖流经过你的会阴进入你的身体，吸气时，气息遍布全身，留在体内。

继续操控这股暖流。让它慢慢地向后流经脊柱，或流向两侧，向前、向下。接下去的练习，请试着一直想象出这股暖流，不要停下。每次继续练习时，你要尝试感受暖流像阳光一样在腹腔内散播。如果你要结束练习，请将会阴闭合，使所有的温热留在体内。最后再伸展四肢，放松全身。

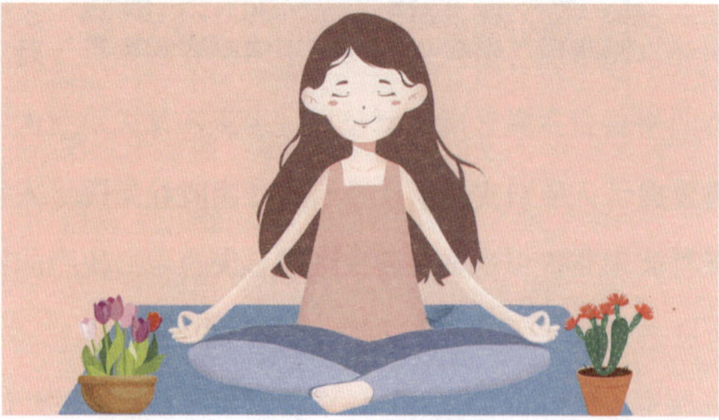

图32　冥想练习

第十四招　蝴蝶练习

这个练习很适合在每天训练结束时用作对盆底的感谢，或在压力大的情况下，快速达到放松目的。坐、卧位都可以进行。

闭上双眼。想象自己处于暖洋洋的夏日里，你坐在开满鲜花的草地上，空气里弥漫着花香。你看到许多蝴蝶在你附近飞来飞去。请你认真地观察其中的某一只，看它如何轻盈地扑动着自己的翅膀。忽高忽低，非常轻柔。想象一下，如果你的盆底模仿蝴蝶翅膀的扑动，会是什么感觉？

试着让它飞舞一会儿，直到动作可以自然而然地继续下去。交替着观察你的盆底和蝴蝶。按你的偏好，飞舞的时间可长可短。但注意，所需的力量要小于你想象蝴蝶飞舞的力量。接下来，让蝴蝶慢慢地在地平线消失，深吸一口夏日的芳草香气，再次将力量聚集起来。

训练量：1~2 分钟。

第十五招　微笑练习

你知道吗？嘴与盆底有很紧密的反射联系。这是助产医生从产房中总结的经验。嘴部放松，盆底就会放松，胎儿的小脑袋就更容易出来。在实践经验中，我们常常看到，盆底痉挛的病人通常下颌关节位置也有问题。但有些关节问题则是由于夜间磨牙造成的。你在进行盆底训练的时候，嘴部的参与也是非常关键的。

放松脸颊，将拇指和食指放在颧骨下面的下颌关节上，用力地从上往下按摩或揉捏至嘴角，大约 1 分钟。之后再从上往下轻轻地刮脸颊 10 次。用舌头有力地刮过所有的牙齿：上颌外侧，下颌外侧，上颌内侧，下颌内侧。舌尖紧紧地抵压上腭，再松开感受。

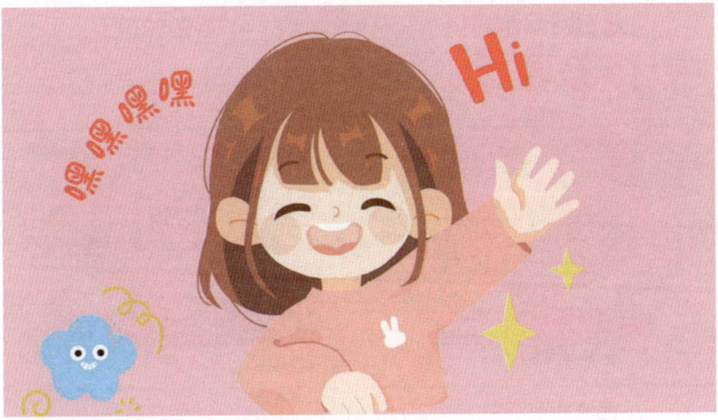

图33　微笑练习

建立联系

所有的练习先在嘴部进行，然后再在盆底展开。

重复仿效你涂抹一支高档的口红时，嘴部所做的轻柔运动。

亲吻空气：有爱地、有力地、轻柔地。

做出吮吸瓶子的动作，或直接吸拇指。

做出用吸管喝水的动作。

第四章　轻松呵护，让盆底每一天都活力满满

带着保护盆底的意识去生活。对于盆底这个脆弱的部位而言，关爱和训练同等重要。日常生活中，你对盆底呵护有加，也会对身体产生重要的积极影响。

第十六招　盆底三大黄金法则

（1）有保护地承受压力：每次做会使腹压增强（如咳嗽、腹肌训练、搬抬重物等）的动作前，采取保护措施。

（2）激活盆底协同肌肉：让其他肌肉参与辅助（如挺直身姿），可以减轻负荷。

（3）负荷越少越好：不要给盆底增加额外的压力（如用

力上厕所、无保护地推拉重物）。

当你度过疲劳的一天，或者做了重体力活，躺在沙发上并不是好的放松办法，你应该找一个让盆底放松的姿势。

你可以尝试趴在床上，双脚置于床头之上，上半身在下方支撑着，双臂和头部放在小练习垫上休息，以这个姿势拿一本书阅读。

同样不借用外物便可起到放松作用的姿势还有膝肘体式。头部枕在双手上面或垫一个小枕头，呈跪姿，膝盖分开与骨盆同宽，腹部和后背保持悬空。膝盖可以跪在高一点的枕头上，以加强放松程度。

第十七招　科学的营养方案

均衡的膳食可以使我们拥有健康的肠道，同时避免便秘和腹泻，这两者均是使盆底压力增加的绝对因素。便秘会阻碍粪便的排出继而造成伤害，腹泻则会伤害脆弱的肠道黏膜，也会使盆底肌因时刻处于“警备”状态而疲劳不堪。

（一）吃颜色丰富、多种类的食物

勤吃水果和蔬菜，每天 5 份水果和蔬菜，最好颜色都不一样。

多吃粗粮：许多富含纤维的食物（如全麦产品）可以迅速带来饱腹感，促进肠道蠕动。注意，摄入粗粮的同时需要补足充足的水分。

少吃肉类：控制摄入肉类的频次和量，每周 1~2 次鱼肉。

低脂肪摄入：植物油优于动物脂肪。

少添加糖和盐。

细嚼慢咽，认真吃饭（这一点非常重要）。

（二）温和刺激肠道的方法

每天早上醒来，空腹喝一杯水。

摄入亚麻籽（或麦麸），与大量的水一起食用。

早餐食用酸味水果或果汁。

【提示】每增加 1 千克体重都会让盆底承担更多负担；反过来，每减少 1 千克的超标体重，都意味着在帮助你的盆底减负！

（三）良好的饮水习惯

每天最少喝 1.5L 水；

喝水、饮茶（草本茶优于红茶）；

不过多喝咖啡；

不喝加糖的果汁。

小妙招：每天早晨就把今天要喝的 1.5L 水摆出来，摆放在办公室或者你一直会经过看到的地方（茶用保温壶储存，水杯和茶杯都量好容积）。

【注意】咖啡、茶、巧克力，还有一些治疗高血压的药物（如脱水药和B受体阻滞药等）具有增加渴感的作用。请和你的医生沟通，排查这些因素对饮水的影响。

如果你的饮食习惯已经很健康，但仍感不适，请按需咨询专业的营养师。

第十八招 正确的如厕动作

挺直的坐姿是最好的排尿姿势。如果你发现这样不能排尽尿液，可以来回倾斜骨盆几次，再做尝试。每天24小时内正常的排尿次数在6~8次之间。尿急时的排尿量应该超过350ml。如厕时，要注意：

排尿时不需要用力挤出，正常状态应该是自然流出。

切记：避免预防性上厕所（预防性上厕所是一种预防性措施，指的是在进行可能引起尿急的活动之前，即使没有强烈的尿意，也主动去上厕所排尿的做法。过度预防性上厕所会干扰到正常的排尿模式和膀胱健康）。

养成习惯：提裤子的时候要是能同时上提盆底就再好不过。这样你一天中就多了 6~8 次盆底训练的机会。

时间安排

一般在上午吃完早饭后，肠胃就开始运动起来了。利用好这个时机，20~30 分钟之后去上厕所。肠道按这个时间规律排便是可以养成的习惯。按照规律来预先安排，对肠道也是一种呵护。

第十九招　正确地坐立

你可以在坐着、站着的时候为你的盆底做点什么有利的事呢？基本来说，所有对背部好的练习都可以尝试，因为盆底训练同时也是背部训练，都对你的盆底有利。

（一）坐着的时候

为了减少盆底、脏器和后背的压力，你可以做下面的动作：

让双脚与骨盆同宽。

让双膝和髋部成直角屈曲。

让骨盆置于中间，即在双侧坐骨力线交叉的最高点处（位置介于腰椎和骨盆之间），使两侧坐骨受力均匀。

让脊柱和头部向上拉长延伸，让椎骨像堆积木一样逐个拔高。

（二）工作中如何加强对盆底呵护？

请注意对你的工位座椅做恰当调整：椅子的座面牢固且足够高。挺直地坐在椅子的前1/3，双腿间距离一步之远，膝盖微微朝前。

有句话是这么讲的："最好的坐姿永远都是你的下一个坐姿。"也就是说，你要时不时地变换你的姿势，站起来，唤醒盆底，再坐下，至少记着抽空变换姿势。

还有一种方法：偶尔从抽屉里拿出一个小软球，坐上去也是极好的。这么做，你就可以快速地唤醒盆底，收缩围绕着小球四周的肌肉，试着将其抬高、吸入，迅速地刺激肌肉。之后给自己短暂的呼吸放松时间，注意让你的腹部和盆底柔软下来，再往里送入空气。

（三）站立的时候

你会盆骨前倾吗？平时会不会让膝盖几乎彻底受压？留意一下自己平时的站姿。骨盆姿势不当，训练也会受影响，需要先调整姿势。如果无法马上做到，你可以试着更加活跃的站立方式，隔一会儿变换一下站姿。当你站立时，试着问自己以下几个问题：

我的脚是均匀受力的吗？

我的膝盖被彻底挤压了吗？

骨盆居中吗？

我的“尾巴”是翘起来的吗？

腹部拉伸了吗？

我的肩膀放松了吗？

颈部没有皱褶吧？

第二十招 打喷嚏和咳嗽的正确姿势

请保持站立，一只手置于盆底前两腿之间的小腹上，然后用力咳嗽。感受到盆底受到的强大压力了吗？相信此时你能理解为何那些长期患有慢性咳嗽的人也有盆底问题了。

事实上，大多数女性都是因为咳嗽和打喷嚏时出现问题，才开始关注自己盆底功能的不足的。为了不让这个压力对盆底造成伤害，我们可以通过有效的方法来抵御。前提是让躯干挺直，只有这样，其他肌肉才能去协助盆底承担负荷。

有效方案：让盆底向内反弹

挺直坐好。

手放在嘴前。

向左肩或右肩后看，上身一起扭转。

咳嗽，同时盆底和下腹向内拉。

下一次咳嗽时，请转向一侧。注意身体不能弯曲，上身保持伸展，用一只手紧贴下腹。

第二十一招　弯腰、抬重物正确姿势

弯腰和抬重物时，我们也要做充足的准备，让盆底得到协助。弯腰和抬重物时，起到支撑作用的有：

腹肌和背肌。

腿部肌肉。

横膈膜。

有效方案：让盆底一起抬高

两脚分开，脚间距与骨盆同宽。

重物放在两脚之间或紧贴脚前。

膝盖屈曲，臀部向后，打开胸腔，拉长上身。

借双腿的力量起身。

在此过程中，呼气并抬高盆底。这里，可以将盆底想象成用作抬高重物的第三只“手”（呼气会让横膈膜向上运动，会将盆底一起提高）。

第二十二招　规律地生活

获得灵活自如的盆底和结实的盆底肌肉，比你想象中要重要得多。这对于获得美好的性体验有很大的积极作用。研究表明，性体验与女性盆底功能成正相关。有针对性地盆底训练，能够增强获得性兴奋的能力。

改善性体验的方法有：

了解盆底。

认知和感知兴奋区以及可能存在的疼痛点。

通过盆底训练促进供血和肌肉力。

拉伸盆底、髋部（腰部）以及腹部的肌群，否则肌肉可能处于过度缩短的状态。

疼痛点的触发点疗法（前提是存在疼痛点）。

阴道干涩：每天保养阴道区域，必要时使用润滑啫喱等产品。

了解自己的期望，并就这些期望与伴侣沟通。

学会积极地利用盆底肌去控制全程，用正确的姿势去呵护兴奋点。

调动盆底，配合呼吸。

注意应在房事后对阴道区域进行保养。

盆底训练也可以帮助男性提升性功能。

第二十三招　深入盆底的发现之旅

很多女性在生育后很长时间都没有性生活，有些人甚至持续了数年这样的状况。想要拥有良好的性生活，最重要的要了解自己的身体，去感受它，带着目的去使用它。了解和认识能够带来确定感，而确定感在性生活中是至关重要的。

你已经认识了盆底的重要肌肉，那么现在我们聚焦到这个系统的敏感特性上。除了起主要的支撑作用，盆底还与性生活的体验密切相关。从这一刻起，彻底地认识你的身体吧。

阴蒂是我们耳熟能详的性器官，不过，大多数人不知道它竟是一个庞大的器官。它几乎填充了耻骨和坐骨构成的整个盆底三角形，由海绵体（勃起组织）构成。我们多半只了解它如同豌豆般大小的阴蒂头，它的位置靠前，时常觉得它就像一个兜住前面皮肤的帽子。阴蒂头是阴蒂最为敏感的部分。

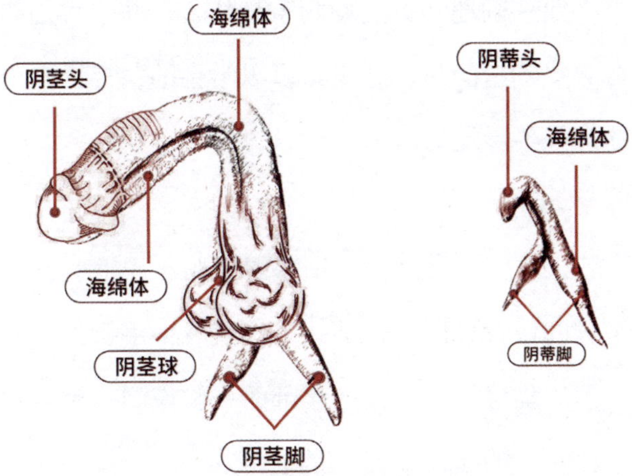

图34　阴茎与阴蒂结构对比

如同阴茎一样，阴蒂也是一个能够勃起的器官，在受到刺激时会充血肿胀、发热。阴蒂唯一的生理功能是激发女性的性欲和性快感。阴蒂含有丰富的、敏感的神经末梢，其神经末梢的密度比周围组织以及男性的龟头高 6 ~ 10 倍，阴蒂是由阴蒂背神经支配，同时阴蒂还富含对触觉十分敏感的游离神经末梢，如果巧妙地刺激阴蒂，往往很容易激发女性的性欲。

练习

使用一些凝胶，开始你的发现之旅。请一边看阴蒂的图片，一边用手指去体会它摸起来感受如何。试着找出哪种方式的触摸让自己最舒服，以及舒服的区域是在哪个位置。记下这些体验，至少要把“对”的位置装进大脑。

大多数女性体验到的“性高潮”，是通过阴蒂刺激而产生的。因此有必要准确地知道这种刺激是什么，并了解是如何做的。同样有必要知道的是，感受是可以学会的，神经末梢会在使用中不断加强传导能力。

进阶练习

G 点区域，人们也称之为：斯基恩氏腺、尿道旁腺、雌性前列腺……它的位置可以通过下述方法触及：手指只进入阴道口一点点，然后你可能会在指向腹部的一侧摸到一个柔软凸起的、像半个核桃仁的结构，那就是了。

通过按摩、揉压或抚触等方式刺激这个位置，你就有可能感受到所谓的阴道“性高潮”。当你哪次特别清晰地感受过这个区域后，你就会知道阴道前壁摸起来如何，而这也具有重大意义，因为大多数女性盆底最薄弱的位置就在这里。

【注意】刺激靠近尿道附近的 G 点区域，你会感到仿佛需要排尿，但却排不出来。阴道受刺激而感受到“性高潮”时，出现尿道有液体流出的现象，被称为女性射液。这是完全正常的现象，而并非失禁的症状。

第二十四招　让盆底变得灵活

完美的性体验是可以习得的，灵活的盆底是改善体验的关键。尝试着让骨盆从各个起始体式开始运动。

首先仰卧，双腿屈曲：骨盆往前、回来，接着旋转，每个方向各 10 次，如此共 20 次。然后，四肢着地式，再坐下。接下来，站立微曲双腿。

尝试按照上面所说的起始体式开始做盆底运动的练习，然后勇敢地尝试着将这些轻柔的动作应用到性生活中。此时不要再让手指去触碰你想要刺激的点，而是让你的手指静止，让盆底运动起来。

【提示】有时候找专业的性学家或性治疗师帮忙，是值得推荐的。尤其是当你猜测自己的问题并不单单源自生理，也可能是心理因素或是两性关系时。

第二十五招　盆底呵护

（一）放松盆底

盆底什么时候最放松呢？在“性高潮”之后以及排尿的时候。这种感觉其实每个人都有体会：刚坐到马桶上，裤子脱下将尿排出的过程，是极其放松的。如果你有孩子的话，你可以观察他们在排尿时的反应，他们通常看起来是比较开心的。

你应该每天时不时地让你的盆底体验到放松。坐下来，吸气、呼气，此时脑补这一无比放松的感觉。来回重复几次呼吸。吸气相当于注入力量，呼气相当于释放。到处都可以进行。请学会随时随地唤醒这种感觉。

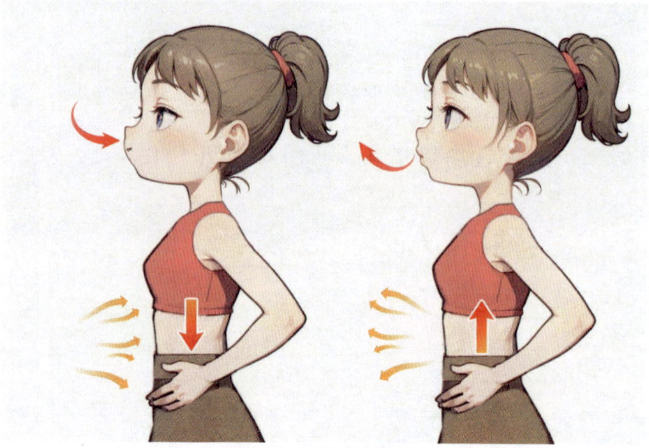

图35　腹式呼吸

（二）改善供血

一种改善供血的好方法：准备一块冰块和一条浴巾。仰卧时，将一条厚毛巾放在屁股下面垫着，或者采用站姿也行。拿起冰块在会阴处打圈 3 次，然后将浴巾浸入温水中，再将之放在下腹部交替做 3 次。

（三）臀部按摩

在站立的时候，双手取出大量乳霜用指尖从下缘抓住裸露的臀部。手指打开，从坐骨往上、往外适当用力抚向髂嵴；在这个过程中，允许臀部打开。10 次或以上，只要你觉得舒适就行。

（四）震动器放松

震动器可以帮助放松盆底。比如说你可以直接把震动器放在耻骨或会阴一会儿，充分感受盆底得到的放松，以及如何得到的放松。你也可以试着小心翼翼地用震动器去触碰疼痛点，放置在那里一会儿，直至压力消减。

第二十六招　性生活常见问题及解决方法

（一）“阴茎缺失”综合征

“阴茎缺失”综合征指的是阴茎和阴道之间强烈的联系消失了。女性生育一个或多个孩子后，阴道入口会继续保持打开状态，阴道变宽，也就是常说的阴道松弛。于是可能因为缺少重要的摩擦阻力而使阴茎无法勃起和射精。

盆底肌训练一方面可以给盆底带来更好的供血，另一方面，阴道肌肉的敏感度也能够得到提升。要知道，大脑是最重要的性器官，每天的训练都使肌肉给大脑发送更多的信号。盆底和大脑信号来往的重要联系由此建立起来。当然，训练会让肌肉更加有力量。

性兴奋时：

生殖器的供血改善了。

阴道黏膜变湿润。

阴道下 1/3 变紧。

性高潮时相关的肌肉会加剧收缩，既强烈又有节奏。受过训练的肌肉能够使阴道更有力量。

（二）阴道高潮的顾虑

阴道高潮不是通过刺激阴蒂来实现的，而是通过刺激阴道前壁上的某个区域实现的，其中就包括G点区域。所谓的G点区域，是以医学博士格拉齐伯的姓氏首字母命名的。它是一种海绵体组织，被认为是高度敏感的。有些女性能够体验到一种或多种性高潮，而有些女性却无法体验到任何性高潮。

我们应树立的观念是：不必刻意强求所谓的性高潮，“性”福生活更不该由能否达到性高潮来定义。相信这样的观念势必有所裨益。

【提示】当你感到你的阴道过宽，那么可能要调整自己的体位，不要采用阴道过度张开的仰卧式，可以尝试易于使双腿并拢的侧卧式。通常的实际情况只是女性由于担心自己阴道松弛、无法引发伴侣兴奋而产生心理波动，其实这种心理波动才是更要紧的问题。

当你意识到，一些合适的体位和功能活跃的盆底可以产生积极的影响，不安的心理波动就会平复。缩阴球也能够辅助盆底的训练。

值得注意的是，很多前往诊疗的女性都会问自己的阴道是否过宽，而实际上真正阴道过宽的情况可能没有想象中那么多，更多是主观的恐惧罢了。所以千万不要过多地给自己无谓的心理负担。

第二十七招　解决生育后产生的疼痛

没有准备充分的分娩常常会导致会阴切开、裂开或阴道裂开。由此产生的伤口缝线一般在几周、几个月、几年后仍会造成问题。肿胀、凸起的伤疤被触碰时，会感觉硬实而疼痛。请拿一面镜子照一照伤疤，然后拿手指摸一摸，试试能否找到凸起或者特别疼痛的位置。试着连续几周每天轻轻地涂抹药膏。

沐浴前，进行伤疤按摩

在浴室里，将一只脚抬起，挤一些药膏或药油到大拇指、食指和中指上，大拇指指尖滑入阴道内，使会阴组织在里面的大拇指和外面的手指之间来回滑动。会阴摸起来像软腭，你可以先从这里开始按摩。经过规律的按摩，疼痛点会逐渐地适应按摩。

【提示】月经结束之后，才能进行伤疤处理。

第二十八招 更年期私处护理

更年期受激素变化的影响，阴道可能会变得干涩，阴道黏膜变薄且易撕裂，阴道的湿度下降。请向妇科医生或康复师咨询这些问题，让他们给你恰当的建议。

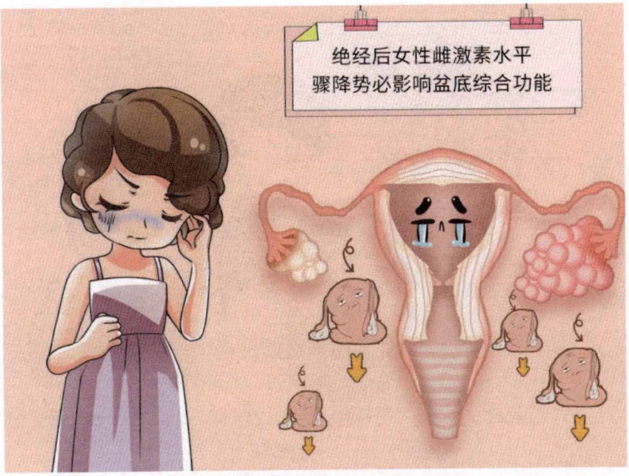

图36 更年期雌激素下降

如果已经出现更年期阴道干涩的问题，可以选择医用械字号凝胶，医用凝胶是一种专门用于医学领域的凝胶态材料，具有严格的制造标准和安全性要求。它能够被用来制备各种医疗器械，如填充材料、止血剂、药物载体等，同时医用凝胶不仅要符合国家标准，还要满足医疗器械的相关要求，例如对温度、pH 值、黏性等方面都有较为严格的要求，以确保用户的安全和卫生。

内部粘连

炎症或手术引起的内部粘连也会造成强烈的痛感。也有女性指出，在性生活中，她们会感到内部深处产生极其难以忍受的疼痛。你务必要跟妇科医生反馈这一问题。切记要采用对盆底造成最小压力的姿势。

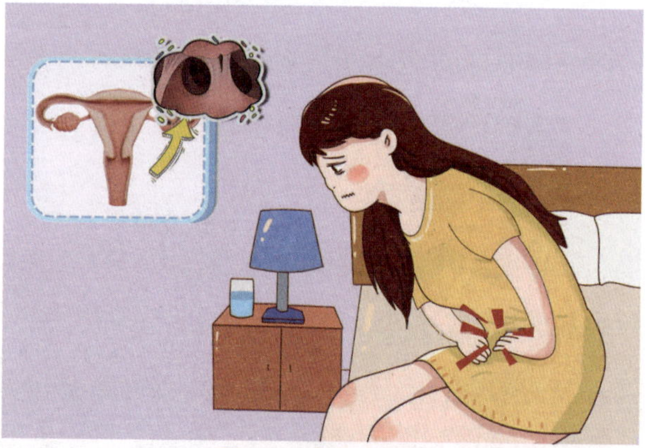

图37　内部粘连

【提示】灵活的髋部也是无痛性生活的一大前提。可适当做一些拉伸练习，对盆底都非常有利。

阴道过紧（阴道痉挛）

阴道肌肉的过度收缩，不仅会使性交变得奇痛难忍，还会使卫生棉条难以放入。肌肉抽搐紧张，无法受意识控制。造成问题的原因比较多样，常常跟自己本身的经历有关。对此可以尝试求助于受过心理治疗训练的妇科医生。

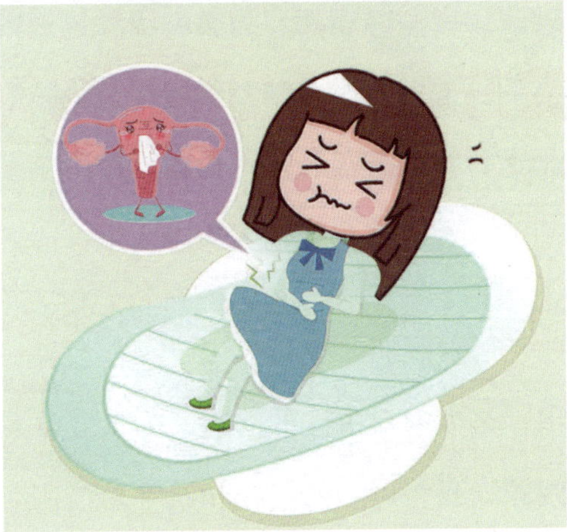

图38　阴道过紧

你要有足够的耐心和时间，心平气和地去深入了解盆底这个主题。请仔细地阅读关于解剖结构的说明性文章，观察相关图片。当你准备好了，就可以开始探查你自己的盆底。不需要一上来就触摸。如果你觉得不舒适，或刚开始的时候就是无法做到，那么就不要着急做肌肉测试，而要先从感知训练做起。如果你几周只做了同一种练习，也是足够的，你甚至可以在诸多练习中找到适合自己并且带来舒适感的某一个练习。就这样一步一步地进展到下一个练习。在这条漫长的路上，你要有达成目标的信心。除此以外，所有的拉伸练习都是有意义的，前述的盆底呵护方法，也会对你非常有益。

第五章　常见问题答疑

在多年的产后盆底肌康复行业中，经常会有一些问题被学员们反复提出，是大家最关注的问题，为了方便大家更全面地了解盆底肌问题，我将遇到的问题和回答总结在本模块中，希望对各位读者有所帮助。

第二十九招　盆底相关知识答疑

1. 什么时间是盆底肌修复的黄金时间?

多项研究已经证明，尽早开始产后康复训练可以起到良好的预防失禁的作用。轻柔地刺激盆底肌、腹肌以及背肌可以促进整个身体恢复、伤口愈合过程。

盆底肌修复的黄金时间通常是指产后的一个关键时期，这段时间内进行盆底康复训练可以取得更好的效果。

产后 42 天至半年内，属于盆底康复的黄金期。这时，产妇的身体最为脆弱，各项身体指标均处于严重失衡状态，在这段时间内，应该到专业机构做产后筛查，了解产后盆底结构损伤情况，气血等有没有得到恢复，根据实际情况选择恢复方案。

产后半年至一年内，属于产后女性的理想恢复期。虽然没有黄金期的时候恢复得迅速，但此时为时不晚，也可恢复盆底肌体损伤。

产后一年甚至更久，属于产后女性盆底康复的有效期。只要开始进行盆底肌恢复训练，还是有用的。但是在这个阶段，恢复的时间会更加长一些。不能中途放弃，要保持耐心。

2. 什么人容易患压力性尿失禁?

具备以下高危因素的人群容易出现压力性尿失禁。

（1）生产：是中国女性发生压力性尿失禁的重要原因。有研究表明，与未产妇相比，阴道单产的风险是其 3.9 倍，阴道多产风险是其 4.4 倍，而剖宫产单产的风险是其 1.8 倍。也就是说，生孩子越多越容易发生压力性尿失禁。但是剖宫产也不能避免压力性尿失禁的发生，只是比阴道分娩发生概率低。

生产的年龄越大、阴道分娩次数越多、新生儿出生体重越大、会阴麻醉及有产钳助产史、急产史、难产史的产妇都是发生压力性尿失禁的高危人群。

（2）肥胖，腹部压力过高：患者中腰围越粗越容易发生压力性尿失禁。女性腰围≥ 80 cm 可被认为是腹型肥胖的标志。腰围≥ 80 cm 的女性发生压力性尿失禁的风险是腰围≤ 80 cm 女性的 1.4 倍。体重指数超标和腹型肥胖的人容易发生压力性尿失禁。另外，长期便秘、饮酒、围绝经期或绝经、呼吸系统疾病（鼻炎、长期慢性咳嗽等）、盆腔手术尤其是全子宫切除手术史、慢性盆腔痛等女性更容易发生压力性尿失禁。

（3）年龄：压力性尿失禁在中青年人群中较常见，约占 50%,40~55 岁人群是压力性尿失禁的发病高峰，55~70 岁人群较为平缓，70 岁以上人群略有增加。

3. 我自己能评估尿失禁程度吗？

可以通过自己的主观感受和客观测量初步评估尿失禁的程度。

（1）主观评估分度：按照压力性尿失禁的发生程度，将其分为轻、中、重度。

轻度：咳嗽和打喷嚏时出现尿失禁，不需要使用尿垫。

中度：在跑跳、快走等日常活动时出现尿失禁，需要使用尿垫。

重度：是指轻微活动、平卧体位改变时即出现尿失禁，如起床时由卧位变成坐位，出现不自主的漏尿。

（2）采用尿垫试验，推荐 1 小时尿垫试验。相比主观分度，1 小时尿垫实验更具体判断漏尿量。具体操作步骤如下。

在实验开始时，试验者不能排尿，试验将持续 1 小时。

试验前：预先放置干燥尿垫，该尿垫需提前称重记录重量。

试验初期 15 分钟：试验者喝 500 毫升白开水，然后卧床休息。

之后的 30 分钟，试验者行走，上下台阶。

试验的最后 15 分钟，试验者应坐立 10 次，用力咳 10 次，跑步 1 分钟，拾起地面 5 个小物体再用自来水洗手 1 分钟。

在试验 60 分钟结束时，将放置的尿垫称重，试验者排尿并测尿量。最后，根据尿垫的增重程度，来判断漏尿程度。

轻度：1h 漏尿≤ 1g。

中度：2g<1 小时漏尿量 <10g。

重度：10g ≤ 1 小时漏尿量 <50g。

极重度尿失禁：1h 漏尿≥ 50g。

4. 尿失禁一定要做手术吗？

尿失禁不是必须要进行手术治疗，也可以进行非手术治疗。

一般情况下，非手术治疗是压力性尿失禁的第一线治疗方法，对于轻、中度尿失禁患者有效。对于重度尿失禁患者治疗效果不理想，但是，可以作为手术治疗前后的辅助治疗。对于年龄较大或合并其他慢性疾病（如心脑血管疾病、脑卒中、糖尿病）的患者，由于无法耐受手术，非手术治疗可以在某种程度上减轻尿失禁的症状。非手术治疗方法的优点是并发症少，风险小，即使不能完全治愈，也能不同程度地减轻尿失禁症状，患者的依从性较好。

尤其产后压力性尿失禁的治疗，可以进行生活方式的改善，尤其是进行盆底肌训练，肌体结构的恢复，会有较好的效果。

5. 什么是子宫脱垂？

子宫脱垂是一种常见的妇科问题，通常发生在女性生育后或随着年龄增长而出现。它是由于子宫支持结构的弱化或损伤导致的，使子宫从正常位置下降，有时甚至脱出阴道口。这种情况可能会引起不适、排尿或排便困难以及性功能障碍。

治疗子宫脱垂的方法取决于病情的严重程度和患者的整体健康状况。轻度子宫脱垂可能不需要治疗，或者可以通过盆底肌肉锻炼来改善。对于更严重的病例，可能需要药物治疗、使用子宫托或者在极端情况下进行手术。

6. 器官脱垂可以通过锻炼康复吗？

“盆底锻炼”准确地说应为“盆底肌肉锻炼”，具体方法为患者行收缩肛门运动，用力收缩盆底肌肉 3 秒以上后放松，每次 10~15 分钟，每日 2~3 次。通过增加盆底肌肉群的张力来达到预防脱垂加重、减轻症状的严重程度及避免或延缓手术干预的目的，主要适用于分期为轻度的患者。

尽管原理简单，但能否正确掌握盆底肌肉的收缩方法至关重要。此外，能否持之以恒是达到锻炼效果的另一个关键因素。

7. 得了盆底功能障碍性疾病，为什么要评估性功能？

据相关数据统计，多达 26%~47% 的尿失禁女性存在性功能障碍。在尿失禁女性中，有 11%~45% 的女性在性交过程中出现漏尿，一般发生在阴茎插入或性高潮过程中。另外，盆腔器官脱垂也与女性性功能障碍有关。相比于有盆腔器官脱垂或尿失禁的女性，同时存在以上两种情况的女性有更大的可能性出现性功能障碍。有些女性表示在手术修复盆底障碍后性功能得到改善。

8. 子宫脱垂的手术能解决所有问题吗？

子宫脱垂的手术可以显著改善症状和患者的生活质量，但它并不总是能够解决所有问题。更多的是缓解，以下是手术注意事项。

手术类型和成功率：子宫脱垂的手术有多种类型，包括阴道子宫脱垂修复、子宫切除、阴道壁修复和盆底重建手术等。手术的成功率通常很高，但每种手术都有其潜在的并发症和复发风险。

症状缓解：手术通常能够缓解子宫脱垂引起的不适症状，如阴道压迫感、尿失禁、排便困难等。

复发风险：即使手术成功，子宫脱垂仍有可能复发，尤其是如果患者的盆底肌肉较弱或存在其他风险因素，如肥胖、慢性咳嗽、重体力劳动等。

性功能影响：手术可能会影响性功能。有些女性在手术后可能会经历性交疼痛或其他性问题。在某些情况下，这些问题可能会随着时间的推移而改善，但在其他情况下，可能需要额外的治疗或调整。

其他并发症：手术可能会带来一些并发症，如感染、出血、神经损伤或盆底器官的损伤。

非手术治疗：手术并不是治疗子宫脱垂的唯一方法。在一些情况下，非手术治疗方法，如盆底肌肉锻炼也可以有效缓解症状。

个体差异：每个女性的情况都是独特的，手术的效果也会因人而异。有些女性可能会在手术后立即感到改善，而其他人可能会经历较慢的恢复过程。

总之，子宫脱垂的手术是一个重要的治疗选项，但它并不保证能解决所有问题。在决定是否进行手术之前，应该与医生讨论手术的潜在风险和益处以及个人的具体情况和期望。医生会根据患者的整体健康状况、年龄、症状严重程度以及个人偏好来制定最佳的治疗计划。

第三十招　炎症相关知识答疑

1. 为什么女性容易得妇科炎症?

一些女性患妇科炎症后困惑不已：自己平时都很注意个人卫生，甚至外阴也要一天洗上几次，怎么还会得妇科疾病？还有些女性抱怨：没有结婚时，很少去看妇科，可是自从结了婚有了性生活，还真觉得妇科病不少，怀疑一定是男性有问题了。其实女性患妇科病是有很多原因的，不能说个人卫生注意了就没问题了，也不能说是因为男性导致女性得了病。女性生殖器官从其本身解剖构造方面及所起的生理作用方面来讲，与心、肝、肾、脑等人体其他器官相比，有着很大的特殊性，因而容易受到病菌的侵袭。比如说：

（1）女性外阴部的皮肤菲薄娇嫩，加上皮肤汗腺丰富、皱褶多、隐蔽不暴露、透气性差、局部潮湿，最容易被病菌攻击。

（2）由于女性的阴道与外界相通，故女性的腹腔通过输卵管、子宫阴道亦与外界相通，这是女性生殖器的独特之处，故外界的病菌容易由阴道进入腹腔。

（3）阴道里本身就常驻很多致病菌，平常免疫力好的时候大家相安无事，但当免疫力下降时，这些致病菌就会兴风作浪，导致炎症的发生。

（4）外阴部的环境有利于细菌生长，尿道与肛门是外生殖器的邻近器官，外阴部经常接触尿液、白带、经血及粪便，容易受到细菌污染；白带及经血又是细菌生长、繁殖的良好环境。前庭大腺及尿道旁腺感染后，细菌可以长期窝藏，成为慢性病灶并可反复急性发作。

（5）育龄期女性性生活较频繁，容易将外界病菌带入生殖道。

（6）绝经后女性和婴幼儿雌激素水平低，局部抵抗力下降，也容易发生感染。

2. 患妇科炎症期间能同房吗?

有些妇女患妇科炎症后，整天忧心忡忡，生活工作都受影响，更不要说过性生活了。还有些妇女甚至认为妇科炎症就是性生活引起的，所以干脆就禁止了性生活。另有部分女性会认为反正妇科炎症是常见病，对生命没有任何威胁，性生活照旧。其实呢，这些都是不科学的态度，下面我们从不同的炎症谈起。

（1）外阴阴道炎

如果是外阴阴道炎或性传播性疾病治疗期间，应该禁止性生活，一方面可以避免性交时的摩擦使阴道充血炎症加剧，另一方面可以防止交叉感染，形成恶性循环。如果一定要进行性生活，则必须使用具有防止感染性疾病传播作用的避孕套。否则，必须在治疗结束下次月经干净后复查，确定炎症治愈后方可恢复性生活。

（2）宫颈炎

宫颈炎是一种很常见的妇科疾病，大部分的妇女患有或者患过宫颈炎。宫颈糜烂不是一种独立的疾病，而是慢性宫颈炎的一种表现形式，除了宫颈糜烂以外，慢性宫颈炎还包括宫颈息肉、宫颈囊肿等等。常有医师会对患者说，慢性宫颈炎就是由性交引起的，患病后不能再性交，这是很不负责任又没有科学依据的偏见。其实慢性宫颈炎通常对性活动没有太大的影响，所以患病期间还是可以有正常性生活的。然而必须提醒广大妇女注意的是：过频而粗暴的性生活，特别是不和谐的性生活倒是可能会使宫颈炎加重；宫颈糜烂治疗期间是严格禁止性生活的，否则很难达到预期的治疗效果。

宫颈炎急性发作期间应避免性生活。此外，宫颈 HPV 感染、性传播疾病未痊愈之前，可以有性生活，但必须使用隔离避孕套。

（3）盆腔炎

盆腔炎是女性内生殖器及周围结缔组织、盆腔腹膜发生的炎症。从发病过程、临床表现上可分为急性与慢性两种。

急性盆腔炎有腹痛、高热时，患者毫无性生活兴趣，如男方不能体谅女方，勉强性交，将引起女方厌恶，影响夫妇感情，更难引起性高潮，尤其在阴茎插入深部或做抽插动作时，易引起盆腔深部的撞击疼痛。更重要的是急性期炎症未得到控制而易促使病情恶化。手术者，术后也不宜过早性交，否则易引起炎症发作，或是阴道出血。

慢性盆腔炎是急性盆腔炎未能彻底治疗或患者体质较差，病程迁延所致，不属于性传播疾病，因此治疗时可以适当安排性生活，更不会通过性生活传染给男性。但需要注意的是，性生活次数宜相对减少，时间不宜太长，动作也不能太粗暴，以免盆腔充血时间过长诱发急性发作。同时，患者需在性生活中注意以下几点：身体状况不佳、过度劳累时尽量避免性生活，身体明显感到不适或阴道分泌物出现异常时，则要减少；急性发作时杜绝性生活；注意避孕，以免流产手术增加急性发作的概率。此外，丈夫应注意性生活中将动作放慢，以防撞击女方深部组织，引起疼痛和不适。

3. 反复妇科炎症感染容易变成癌症吗？

通常来说，癌症的发生可因病毒感染，主要还是由遗传基因和其他诸多复杂因素而引起。所以生殖道反复感染炎症一般不会导致恶性肿瘤的发生，所以感染者不必过度担心。

但是迄今为止，科学家已经证明有一种癌症是直接由病毒感染宫颈后引起的，即宫颈癌。大多数宫颈癌是由 HPV 反复持续感染造成的，HPV 中文名称为人乳头状瘤病毒，有几种类型，其中跟女性生殖道感染有关的有 40 多种，分高、中、低危三种类型，其中跟宫颈癌关系最密切的就是 HPV 的高危型 16 型和 18 型。所幸的是，并不是所有的 HPV 感染者都会发展成为宫颈癌，大部分 HPV 感染的患者可以自然消退，一般自然被清除的时间大概是 7~12 个月，只有极少数的高危型 HPV 在反复持续感染的情况下才导致宫颈的癌前病变或癌。

此外，过去有许多研究报道提示：患生殖器疱疹的女性，其宫颈异常增生的发生率增高，宫颈癌的发生率也增加。而近几年，这种观点已逐渐被否定。但是，如果得了生殖器疱疹，还是建议每年进行 1 次宫颈巴氏涂片检查，因为一些疱疹易感因素可能也会是癌症易感因素。

4. 什么是阴道炎?

阴道炎是阴道黏膜及黏膜下结缔组织的炎症，是妇科门诊常见的疾病。正常健康妇女，由于解剖学及生物化学特点，阴道对病原体的侵入有自然防御功能，当阴道的自然防御功能遭到破坏，则病原体易于侵入，导致阴道炎症。幼女及绝经后妇女由于雌激素缺乏，阴道上皮菲薄，细胞内糖原含量减少，阴道 pH 值高达 7 左右，故阴道抵抗力低下，比青春期及育龄期女性易受感染。

阴道炎临床上以白带的性状发生改变以及外阴瘙痒、灼痛为主要临床特点，性交痛也常见，感染累及尿道时，可有尿痛、尿急等症状。

常见的阴道炎有细菌性阴道炎、滴虫性阴道炎、念珠菌性阴道炎、老年性阴道炎。阴道炎是不同病因引起的多种阴道黏膜炎性疾病的总称。在正常生理状态，阴道的组织解剖学及生物化学特点足以防御外界微生物的侵袭。如果遭到破坏，则病原微生物即可趁机而入，导致阴道炎症。

5. 为什么年龄增长之后更容易患阴道炎?

老年性阴道炎也叫萎缩性阴道炎，常见于绝经后的妇女。进入绝经期的妇女常常会感到外阴或阴道内有痛痒感或灼热感，严重者可出现阴道分泌物增多，甚至有脓血性白带。检查时可见阴道黏膜菲薄，表面充血，有时有出血点，甚至溃疡，阴道内有大量稀薄黄色分泌物。造成老年性阴道炎的原因是因卵巢功能减退后发生的变化。进入绝经期的妇女卵巢萎缩变小，功能衰退，内分泌功能丧失，体内雌激素水平下降。由于缺乏雌激素的支持作用，绝经期妇女的阴道变窄、变短，呈萎缩状态，阴道黏膜变薄，阴道上皮糖原量减少，使阴道内 pH 值增高，阴道局部抵抗力下降细菌容易入侵繁殖引起炎症。此外，手术切除双侧卵巢、卵巢功能早衰、盆腔放疗后、长期闭经、长期哺乳等导致雌激素水平下降均可引起本病发生。

老年性阴道炎除了有局部不适症状，会引起性生活疼痛，对全身也还有一定影响，可发生上行性感染，因此发生后仍需积极治疗，不可忽视。

6. 怎样才能预防妇科炎症?

妇科炎症是女性最常见的疾病，必须及时治疗，但是最重要的还是预防。日常生活中我们可以通过各种方法增强抵抗病菌的能力，同时也可以改变不健康的生活方式减少病菌入侵的机会，特别要注意以下几方面的问题。

（1）瘙痒处应避免用过度搔抓、摩擦、热水洗烫等方式止痒，不用碱性强的肥皂洗浴，也不能用洗浴剂反复清洗外阴或冲洗阴道，避免引起阴道正常环境的改变，导致阴道正常菌群失调，从而破坏阴道酸性抗菌屏障；尽量不要滥用激素类外涂药物。

（2）内衣应柔软宽松，以透气的棉织品为好。避免羽绒、尼龙及毛织品衣服贴身穿戴；不要将内裤与袜子一同洗涤。

（3）平时注意保持外阴部位的清洁干爽，特别是在月经期间更要注意这一点，不穿化纤内裤及牛仔裤。

（4）男性平时洗澡时，应将包皮翻转，洗净包皮囊内的包皮垢，这是预防引起配偶炎症的最简单而又行之有效的办法。

（5）避免不洁性交。

（6）避免长期、大量使用广谱抗生素，导致阴道正常菌群失调。

（7）如果长期口服避孕药而导致阴道炎反复发作的，应停用避孕药，改用其他方法避孕。

（8）日常使用正确的方式方法进行私密养护。

7. 为什么阴道炎很容易复发?

阴道炎复发的原因有：

（1）用药不规范，治疗不彻底。一般阴道炎的治疗需要一定疗程，而瘙痒等症状的改善往往在用药后一两天就很明显，一些患者就以为自己已经痊愈，而擅自停药，忽视医师关于坚持用药几天的嘱咐。还有一些患者不太在意用药后的复查，实际上，阴道炎一定要复查后才能确定是否治愈。

（2）有的是夫妻双方未同时接受治疗，女方通过性交将病原体传给丈夫，使丈夫成为带菌者，但男性由于生理结构不同于女性，所以并不一定会有明显的症状，如果仅女方治疗，而男方不治疗，病菌就会通过性生活在男女之间反复“传递”，导致女方阴道炎复发。

（3）人体自身就是某些病菌的携带者，如平时不注意卫生习惯，如大便后擦拭时总是由肛门向尿道方向擦，则可能将某些病菌带入阴道，特别是阴道松弛患者，极易造成复发。

（4）经常使用抗生素，反复破坏阴道菌群间的制约关系，导致真菌生长旺盛，此类患者在服用抗生素的同时或应用抗生素治疗后，给予抗真菌的药物进行预防就很有意义。

（5）不注意卫生，如内裤与袜子同时洗涤、使用不符合卫生标准的卫生巾或卫生纸、与别人共用洗浴盆等，造成病菌的交叉感染，导致复发。

（6）男方患有泌尿道感染性疾病，如果没有治愈也是女性阴道炎复发的原因。

8. 怎么注意性卫生？

性卫生主要包括身体和精神两个方面。性卫生做好了，才能保证家庭幸福美满，身体健康。因此，应给予重视。

（1）保持性器官卫生。不论男女都应做到这点。每次性生活前，应当刷牙、漱口、洗脸、洗脚、洗外生殖器，有条件的最好洗澡。这样可以减少因为生殖器官不洁带来的感染，如生殖系炎症、泌尿系炎症以及宫颈癌等。性生活后也要清洗一下外生殖器官。

（2）月经期禁性生活。经期子宫内膜剥脱，子宫腔内有新鲜创面，性交可能带入细菌，引起生殖器官炎症；而且经期盆腔充血，亦可使月经增多。此外，经期同房，发生子宫内膜异位症的概率也有所增加。

（3）性交次数要适当。同一对夫妇在不同时期的性生活频度有一定差异。一般来说，新婚和青壮年次数多些，中年后次数有所下降，所以不必作什么硬性规定。但总的来说，应避免性生活造成疲劳、萎靡不振，也不能影响工作和学习。特别是身体不好或有慢性病者更应适当控制。双方应互相爱护和体谅。

9. 日常炎症是否应该使用什么进行养护?

一般情况下，对于那些患有阴道干燥、炎症或其他妇科问题的女性来说可以使用妇科凝胶，比较有益。

妇科凝胶可以提供额外的润滑，缓解干燥和不适感。这对于性交时的舒适性和愉悦感比较重要，尤其是对于那些经历更年期或产后期的女性。妇科凝胶中的成分可以帮助保护和修复妇科组织，减少因摩擦、刺激或其他因素引起的损伤，以缓解阴道炎症、瘙痒和灼热感，促进组织的愈合和恢复。妇科凝胶亦具有抗菌作用，可以帮助预防或减少细菌感染的风险。使用妇科凝胶要避免月经来潮。在选购妇科凝胶产品时，应注意不同产品批号。

“械字号”与“消字号”的区别：

械字号：是指医疗器械产品的批号。医疗器械是指直接或间接用于人体的仪器、设备、器具、体外诊断试剂及校准物、材料等，其效用主要通过物理等方式获得，而非通过药理学、免疫学或代谢方式获得，或者这些方式只起辅助作用。械字号产品根据风险程度分为三类，其中第三类医疗器械是最高级别的医疗器械，必须严格控制。

消字号：是指消毒卫生用品的批号，这类产品主要起到杀灭和消除病原微生物的作用，不具备调节人体生理功能的功效，也不可宣称有疗效。“消字号”产品往往是在特殊工作场所、特殊时期或者特殊工作人员使用的。如果商家宣称消字号产品具有皮肤护理作用，属于虚假宣传。

械字号妇科凝胶是一种私密处护理产品，主要成分为植物精华和草本提取物，具有舒缓、保湿、抗菌等功效。这种凝胶通常适用于敏感肌肤，能够减轻瘙痒、发炎等不适感，同时能够保护私密处的健康。因此，从安全性的角度考虑，械字号私护凝胶相对较安全，因为它主要采用天然植物成分，不会对私密处造成刺激和损伤。

在女性私处保养方面，使用的产品应当谨慎选择。应注意区分产品的类型和用途，避免使用不当的产品，以免对私处健康造成不良影响。同时，应优先考虑使用那些经过专业医疗审核、具有明确功效和安全保障的产品。

结　语

随着您翻阅到本书的最后一页，关于盆底健康的学习已经进入尾声。我们共同学习了盆底肌的构造、可能遇到的问题以及一系列科学的康复训练方法。我们希望这些知识能够成为您日常生活中的得力助手，帮助您在盆底健康方面做出明智的选择。

我们强调，自我管理和持续的关怀对于盆底健康至关重要，同时，盆底健康是一个持续的过程，需要耐心和恒心。我们鼓励您将书中的练习和建议融入日常生活中，使之成为习惯。

感谢您选择本书作为盆底健康之旅的伴侣。愿您在日常生活中可实践书中的指导和建议，享受到健康盆底带来的无尽益处。请记住，健康和活力始终在您的掌控之中。与此同时，我们也希望您能够成为盆底健康知识的传播者，与家人、朋友分享您的所学，共同促进一个更加关注女性健康的社会环境。

在您的盆底健康旅程中，如果遇到任何疑问或挑战，请不要犹豫寻求专业的帮助。医疗专业人士、心理咨询师和营养师都能为您提供宝贵的支持和指导。

感谢您阅读本书，愿您在未来的日子里，拥有更加强健的盆底，享受更加自由、充满活力的生活。

想了解更多女性私护专业知识和资讯，请关注爱跃官方公众号：

附录1　盆底自我测试

在对盆底及其重要功能有了了解以后，我们为您提供了两张详细的测试表，你可以借助测试表的指引，增加对自己盆底健康程度的了解，并加以分析。

测试1：日常生活观察

请在右栏中填写每项得分		第1次测试	第2次测试
是否有时候会不自主地排尿、排气或者排便?			
没有	0分		
偶尔有	1分		
每天发生1次	2分		
每天发生不止1次	3分		
如果有第一问所述情况，是什么情况下发生的?			
咳嗽、打喷嚏或大笑时	1分		
跑步、跳跃等运动时	1分		
从椅子上站起来时	2分		
站立时	3分		
爬楼梯时	3分		
坐着时	4分		
你有半夜上厕所的情况吗?若有，频率多高?			
没有	0分		
1次	2分		
2次	2分		
3次	3分		
不少于4次	4分		
你是否有时会突然尿急并马上开始不受控制地漏尿?			
否	0分		
是	2分		

你是否会预防性地上厕所?			
否	0分		
是	2分		
你是否特别注意不要多喝水?			
否	0分		
是	2分		
你的盆底是否会感到向下的压力?			
否	0分		
是	1分		
你是否有时会感到身体缺乏核心稳定性?			
否	0分		
是	1分		
你的盆底处是否感到过疼痛?			
否	0分		
是	1分		
你的下腹是否感到过疼痛?			
否	0分		
是	1分		
你的背部是否感到过疼痛?			
否	0分		
是	1分		
你排便时是否感到过疼痛?			
否	0分		
是	1分		
性高潮时，肌肉是否收缩较弱?			
否	0分		
是	1分		
总得分:			

测试结果分析 – 测试 1

最低分为 0 分，最高分为 35 分。你的得分越高，你就越需要重视你的盆底。建议 4 分以上（最多 10 分）就有治疗的必要了。

注意：这项测试不是为了给你制造恐慌，而是为了说明，盆底问题在我们生活中的影响是多种多样的。

测试2：站立时的负荷测试

测试前准备：一支笔、一个有秒针的表或一个计时器。

最好在膀胱充盈时（安全起见可以在浴缸里）进行这项测试。

如果符合，请打“√”	第1次测试		第2次测试	
	是	否	是	否
请咳嗽。是否有尿液流出？				
请稍微打开双腿蹦跳。如果你无法蹦跳，请你踮起脚尖，再让脚跟落回地面。此时是否有尿液流出？				

测试结果分析：

站立时的负荷测试如果出现漏尿问题，就可以视为存在明显的盆底功能问题。

附录2　24小时排尿日记

姓名：__________　　　　日期：__________

排尿		尿急？(0~5分)	漏尿？(ml)	备注：特殊情况	饮水时间、类型、量
时间	尿量(ml)				
06:00~07:00					
07:00~08:00					
08:00~09:00					
09:00~10:00					
10:00~11:00					
11:00~12:00					
12:00~13:00					
13:00~14:00					
14:00~15:00					
15:00~16:00					
16:00~17:00					
17:00~18:00					
18:00~19:00					
19:00~20:00					
20:00~21:00					
21:00~22:00					
22:00~23:00					
23:00~00:00					
00:00~01:00					
01:00~02:00					
02:00~03:00					
03:00~04:00					
04:00~05:00					
05:00~06:00					

小结（需填写）

全天液体总入量：________ml

全天排尿总量：________ml

全天排尿次数：________ 次

夜尿次数：________ 次

尿失禁次数：________ 次

全天更换尿垫：________ 个

注意：

①排尿日记以记录 3~5 天为宜。

②记录排尿日期期间，生活方式不用刻意改变。

③注意区分白天、夜间的排尿。

④从晨起第一次排尿开始计算。

⑤尿急：0 分时不急，由 1、2、3、4、5 分逐渐加重，表示越来越急迫，5 分是最急。根据自己感觉程度进行打分。

⑥漏尿量：拿有刻度的杯子接 10ml 水倒在卫生巾或者护垫上，看有多大面积湿润，根据面积大小估计漏尿量（ml）。

附录3 女性性功能指数评估表

问题	答案及积分
1.在过去的4周里，您有性欲望或是性冲动的频次是多少？	5=经常 4=大多数 3=有时(多于一半) 2=一些时候(少于一半) 1=几乎没有或没有
2.在过去的4周里，您有性欲望或是性冲动的程度是什么？	5=非常高 4=高 3=温和的 2=低 1=非常低或者根本没有
3.在过去的4周里，在性生活中，您多久会被唤醒？	0=没有性生活 5=几乎经常 4=大多数(大于一半) 3=有时(大约一半) 2=一些时候(小于一半) 1=几乎从不或从不
4.在过去的4周里，在性活动和性交中，您如何评价您的性唤起水平？	0=没有性行为 5=非常高 4=高 3=温和的 2=低 1=非常低或根本没有

5.在过去的4周里，您在性活动和插入中对性唤起有信心吗？	0=没有性行为 5=非常高的信心 4=高信心 3=温和的信心 2=低信心 1=低信心或没有信心
6.在过去的4周里，您有多少次对您的性唤醒满意？	0=没有性行为 5=几乎经常 4=绝大多数(多于一半) 3=有时(大概一半) 2=很少数(小于一半) 1=几乎从不或从不
7.在过去的4周里，在性活动中您变得润滑的频率是多少？	0=没有性行为 5=几乎经常 4=绝大多数(多于一半) 3=有时(大概一半) 2=很少数(小于一半) 1=几乎从不或从不
8.在过去的4周里，您在性活动中使阴道变得润滑有多困难？	0=没有性行为 1=非常困难或根本不可能 2=非常困难 3=困难 4=轻微的困难 5=没困难
9.在过去的4周里，在性活动中您有多少次能保持润滑直到性活动结束？	0=没有性行为 5=几乎经常或经常 4=大多数时间(大于一半) 3=有时(大概一半) 2=少数(小于一半) 1=几乎没有或没有

10.在过去的4周里，在性活动时您保持全程润滑有多困难？	0=没有性行为 1=非常困难或根本不可能 2=非常困难 3=困难 4=轻微的困难 5=没困难
11.在过去的4周里，当您有过性活动时，多少次您能达到性高潮？	0=没有性行为 5=几乎经常或经常 4=大多数时间(大于一半) 3=有时(大概一半) 2=少数(小于一半) 1=几乎没有或没有
12.在过去的4周里，当您有过性活动时，使您达到性高潮有多困难？	0=没有性行为 1=非常困难或根本不可能 2=非常困难 3=困难 4=轻微的困难 5=没困难
13.在过去的4周里，您对您在性活动中达到性高潮的能力满意吗？	0=没有性行为 5=非常满意 4=比较满意 3=一半满意一半不满意 2=有点不满意 1=非常不满意
14.在过去的4周里，您对您和您性伴侣在性活动中的情感亲密程度满意吗？	0=没有性行为 5=非常满意 4=比较满意 3=一半满意一半不满意 2=有点不满意 1=非常不满意

15.在过去的4周里，您对您与您性伴侣之间的性生活质量满意吗?	0=没有性行为 5=非常满意 4=比较满意 3=一半满意一半不满意 2=有点不满意 1=非常不满意
16.在过去的4周里，您对您整体的性生活满意吗?（情感与性活动）	0=没有性行为 5=非常满意 4=比较满意 3=一半满意一半不满意 2=有点不满意 1=非常不满意
17.在过去的4周里，在阴道性活动（阴道插入）时，您有多少次经历疼痛或不舒服?	0=从没有尝试插入 1=几乎经常或经常 2=大多数时候(大于一半) 3=有时(大概一半) 4=有些时候(小于一半) 5=几乎没有或没有
18.在过去的4周里，在阴道性活动（阴道插入）后，您有多少次经历疼痛或不舒服?	0=从没有尝试插入 1=几乎经常或经常 2=大多数时候(大于一半) 3=有时(大概一半) 4=有些时候(小于一半) 5=几乎没有或没有
19.在过去的4周里，您认为在您阴道插入时或过后不舒服或疼痛的比率大概是多少?	0=从没有尝试插入 1=非常高 2=高 3=轻微的 4=低 5=非常低

评分标准

领域	问题	评分范围（分）	因素	最小得分	最大得分	分值
欲望	1,2	1~5	0.6	1.2	6.0	
性唤起	3,4,5,6	0~5	0.3	0	6.0	
润滑度	7,8,9,10	0~5	0.3	0	6.0	
性高潮	11,12,13	0~5	0.4	0	6.0	
满意度	14,15,16	0(或1）~5	0.4	0.8	6.0	
疼痛	17,18,19	0~5	0.4	0	6.0	
全量表评分范围				2.0	36.0	

注：得分≤26.55分被视为女性性功能障碍